中国医学临床百家

曾祥丽 / 著

耳鸣与睡眠障碍

曾祥丽 2021 观点

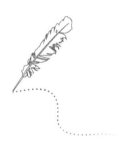

科学技术文献出版社
SCIENTIFIC AND TECHNICAL DOCUMENTATION PRESS

·北京·

图书在版编目（CIP）数据

耳鸣与睡眠障碍曾祥丽2021观点 / 曾祥丽著. —北京：科学技术文献出版社，2021.10

ISBN 978-7-5189-8320-9

Ⅰ.①耳… Ⅱ.①曾… Ⅲ.①耳鸣—诊疗 ②睡眠障碍—诊疗 Ⅳ.① R764.4 ② R749.7

中国版本图书馆 CIP 数据核字（2021）第 183848 号

耳鸣与睡眠障碍曾祥丽2021观点

策划编辑：帅莎莎　　责任编辑：帅莎莎　　责任校对：张吲哚　　责任出版：张志平

出　版　者	科学技术文献出版社
地　　　址	北京市复兴路15号　邮编　100038
编　务　部	（010）58882938，58882087（传真）
发　行　部	（010）58882868，58882870（传真）
邮　购　部	（010）58882873
官 方 网 址	www.stdp.com.cn
发　行　者	科学技术文献出版社发行　全国各地新华书店经销
印　刷　者	北京虎彩文化传播有限公司
版　　　次	2021 年 10 月第 1 版　2021 年 10 月第 1 次印刷
开　　　本	710×1000　1/16
字　　　数	67千
印　　　张	8　彩插2面
书　　　号	ISBN 978-7-5189-8320-9
定　　　价	98.00元

序一
Preface

韩启德

欧洲文艺复兴后，以维萨利发表《人体构造》为标志，现代医学不断发展，特别是从 19 世纪末开始，随着科学技术成果大量应用于医学，现代医学发展日新月异，发生了根本性的变化。

在过去的一个世纪里，我国现代化进程加快，现代医学也急起直追。但由于启程晚，经济社会发展落后，在相当长的时期里，我国的现代医学远远落后于发达国家。记得 20 世纪 50 年代，我虽然生活在上海这个最发达的城市里，但是母亲做子宫切除术还要到全市最高级的医院才能完成；我患猩红热继发严重风湿性心包炎，只在最严重昏迷时用过一点青霉素。20 世纪 60—70 年代，我从上海第一医学院毕业后到陕西农村基层工作，在很多时候还只能靠"一根针，一把草"治病。但是改革开放仅仅 30 多年，我国现代医学的发展水平已经接近发达国家。可以说，世界上所有先进的诊疗方法，中国的医生都能做，有的还做得更好。更为可喜的是，近年来我国医学界开始取得越来越多的原创性成果，在某些点上已经处于世界领先地位。中国医生已经不再盲从发达国家的疾病诊疗指南，而能根据我们自己的经验和发现，根据我国自己的实际情况制定临床标准和规范。我们越来越有自己的东西了。

要把我们"自己的东西"扩展开来，要获得越来越多"自己的东西"，就必须加强学术交流。我们一直非常重视与国外的学术交流，第一时间掌握国外学术动向，越来越多地参与国际学术会议，有了"自己的东西"也总是要在国外著名刊物去发表。但与此同时，我们更需要重视国内的学术交流，第一时间把自己的创新成果和可贵的经验传播给国内同行，不仅为加强学术互动，促进学术发展，更为学术成果的推广和应用，推动我国医学事业发展。

我国医学发展很不平衡，经济发达地区与落后地区之间差别巨大，先进医疗技术往往只有在大城市、大医院才能开展。在这种情况下，更需要采取有效方式，把现代医学的最新进展以及我国自己的研究成果和先进经验广泛传播开去。

基于以上考虑，科学技术文献出版社精心策划出版《中国医学临床百家》丛书。每本书涵盖一种或一类疾病，由该疾病领域领军专家撰写，重点介绍学术发展历史和最新研究进展，并提供具体临床实践指导。临床疾病上千种，丛书拟以每年百种以上规模持续出版，高时效性地整体展示我国临床研究和实践的最高水平，不能不说是一个重大和艰难的任务。

我浏览了丛书中已经完稿的几本书，感觉都写得很好，既全面阐述有关疾病的基本知识及其来龙去脉，又介绍疾病的最新进展，包括笔者本人及其团队的创新性观点和临床经验，学风严谨，内容深入浅出。相信每一本都保持这样质量的书定会受到医学界的欢迎，成为我国又一项成功的优秀出版工程。

《中国医学临床百家》丛书出版工程的启动，是我国现代医学百年进步的标志,也必将对我国临床医学发展起到积极的推动作用。衷心希望《中国医学临床百家》丛书的出版取得圆满成功!

是为序。

2016 年作于北京

序二
Preface

龚树生

　　值此《耳鸣与睡眠障碍曾祥丽2021观点》出版之际，谨向曾祥丽教授及其团队表示衷心的祝贺！

　　耳鸣是临床常见症状之一，也是耳科三大顽症之一，其顽固程度仍居首位。其中，主观性耳鸣的机制不清，至今仍缺乏立竿见影的临床干预措施，因此，在过去的许多年里，接诊耳鸣患者是一件让临床医师既尴尬又无奈的事。面对大量需要帮助的耳鸣患者，曾祥丽教授和她的团队选择了坚持，并围绕"慢性主观性耳鸣严重程度及预后的影响因素"这个方向，进行了长达10余年的研究，先后完成"慢性耳鸣急性加重时的听力变化""社会支持对耳鸣预后的影响""负性情绪对耳鸣的影响""人格特质在耳鸣的维持与慢性化过程中的作用""疲劳、压力及睡眠障碍对耳鸣的影响""耳鸣患者的认知障碍"，以及上述多因素共同作用时对耳鸣的影响。认识到对患者造成严重困扰的耳鸣，并非孤立的耳部疾病，而是集耳部疾病、长期的疲劳压力、不良生活习惯、焦虑型人格特质等多因素共同作用的结果。

临床上，60% 以上的慢性耳鸣患者同时患有睡眠障碍，以至于患者常常把睡眠障碍归罪于耳鸣。那么睡眠障碍与耳鸣究竟是什么样的关系？认识二者的关系对于耳鸣诊疗和研究有何帮助？阅读本书，会从中找到基于当前认识的答案。书中还通过经典病例的诊疗过程，分享了利多卡因、卡马西平在慢性主观性耳鸣治疗中的利与弊。

转型期的社会，许多人长期面临着巨大的精神压力，耳鸣、睡眠障碍和情绪障碍常由共同原因带来不同的临床症状。诊疗这样一种疾病，特别需要遵循生物－心理－社会医学模式，需要临床医师具备良好的沟通能力和共情能力，在诊疗过程中充分体现人文关怀。在建立良好的医患关系后，还需要对治疗过程进行长期管理，才可能收获满意的疗效。书中的观点及经典病例的诊疗过程，都传递着这样的理念。在本书发行之际，谨向致力于耳鸣诊疗和研究的同行推荐本书，并祈望作者和各位同行在攻克耳鸣的征程上不断斩获新的突破，我相信阅读了本书的同道和耳鸣患者一定会有所裨益！

2021 年 8 月

作者简介
Author introduction

　　曾祥丽，女，湖北黄冈人，医学博士，主任医师，博士研究生导师。1987—1992年就读于湖北科技学院，获学士学位。1998—1999年于华中科技大学同济医学院附属协和医院耳鼻咽喉头颈外科进修。2000—2005年就读于华中科技大学同济医学院，获博士学位。2005年7月至今在中山大学附属第三医院耳鼻咽喉头颈外科工作，现任耳内科主任。

　　主要从事临床听力学研究、耳鸣、耳聋及眩晕的临床诊疗，以及主观性耳鸣情绪障碍的机制研究。围绕"慢性主观性耳鸣严重程度及预后的影响因素"开展近20年的研究，形成了较为系统的耳鸣诊疗体系和流程，使70%以上的耳鸣患者获得满意疗效。已举办12期耳内科疾病诊疗新进展研讨会，在国内外相关杂志发表论文90余篇，参编专著8部。承担国家自然科学基金、广东省科技计划项目、广州市科技计划对外合作项目、广州市科技计划项目（耳鸣）科普专项等课题。

　　担任国际耳内科医师协会（IAPA）中国分会副主席，中国医师协会耳鼻咽喉科医师分会耳内科学组副组长，中国听力医学发展基金会第五届专家委员会常务委员，中华预防医学会出生缺陷预防与控制委员会听力筛查学组委员，中国老年医学会耳科学分会常务委员，中国医疗保健国际交流促进会耳内科分会、眩晕学分会、听力学分会常务委员，广东省女医师协会常务理事、女性权益维护专业委员会主任委员，广东省儿童听力保健协会副主任委员。《临床耳鼻咽喉头颈外科杂志》、《中华耳科学杂志》、《听力学及言语疾病杂志》、《中国听力言语康复疾病杂志》、Laryngoscope 杂志中文版编委，《山东大学耳鼻喉眼学报》编委。

前 言
Foreword

十多年前，如果在耳鼻咽喉科医生中做个调查，"哪种疾病让临床医师最没有成就感"，估计耳鸣会排第一。首先，发病率高。多数慢性耳鸣患者抱定从互联网及其他信息中得来的"耳鸣治不好"的悲观论断，一方面治愈心切；另一方面又很难听从医师的解释和建议，依从性差。其次，迄今为止的临床干预措施难以让耳鸣"药到病除"。因此，耳鸣门诊常常遇到这样的尴尬："医生，经过这段时间治疗，耳鸣还是那样"，语气中满是无奈和失望，给临床医师带来挥之不去的挫败感。

2009 年，笔者的导师龚树生教授团队在血管性耳鸣的治疗上不断传来令人振奋的消息，被耳鸣困扰 20 余年的患者，成功摆脱了耳鸣的困扰。虽然血管性耳鸣与主观性耳鸣病因和病理机制不同，但是这个方向的成功探索给当时致力于耳鸣诊疗的同道以极大的鼓舞——只要勇于探索，总会找到突破点。笔者也重拾信心，带领团队从"耳鸣严重程度及预后的影响因素"着手开展研究，发现 60% 以上的慢性耳鸣患者同时患有睡眠障碍，但因为病史长、病情反复，很难分清是耳鸣影响了睡眠，还是睡眠障碍导致了耳鸣。与此同时，治疗方面的探索发现：通过使用改善睡眠的药物，可以使70%的慢性耳鸣患者同时改善睡眠，减轻耳鸣困扰。这样的结果提示我们，从解决睡眠障碍入手，或许能对耳鸣治疗取得事半功倍的效果。

然而，睡眠障碍的形式、程度有极大的个体差异，受很多因素影响。通过对千余例耳鸣患者睡眠状况的调查，发现睡眠环境、睡眠习惯和性格特质等诸多因素均影响睡眠质量。其中需要特别指出的是"压力"。现代人每天面对排得满满的日程、拥堵的交通、孩子的教育、父母的养老、无可奈何的加班……如果这些"压力"未能及时得到排解，机体会自动进入"战斗或逃跑"模式，血压升高、辗转难眠、夜间觉醒，最终导致包括耳鸣、睡眠障碍在内的各种慢性病。

显然，慢性耳鸣及与之形影不离的睡眠障碍，绝大部分是与压力相关的，诊疗需要遵循生物－心理－社会模式，在了解患者所患疾病的同时，了解患者的性格、工作、生活状态及其所面临的困扰，在此基础上设计个性化的干预方案，才可能收获满意的疗效。

事实上，近年来越来越多致力于耳鸣诊疗的同行，正在从耳鸣的诊疗中收获医师独有的成就感和快乐，笔者便是其中一员！本书分享的是笔者及团队对耳鸣与睡眠障碍的粗浅认识，希望能为读者诊疗耳鸣的过程提供些许参考。当然，本书仅从有限的视角来看复杂的耳鸣，肯定存在盲人摸象之偏颇，其中的有些观点，期待着被未来的实践纠正、完善、更新，敬请读者多指教。

曾祥丽

2021 年 8 月于广州

目 录
Contents

耳鸣及其临床表现

1. 睡眠障碍为耳鸣患者最常见的症状，常常与耳鸣同为第一主诉

耳鸣：是在既没有外界声源、又没有接受电刺激的情况下，个体感受到声音的主观感受。耳鸣是人群中常见的健康问题，大约有 15% ~ 20% 的人有过耳鸣的经历，其中 5% 左右明显受到耳鸣各种困扰。耳鸣本身不是一种疾病——它是多种疾病共有的一种症状，如与年龄相关的听力损失、以内耳膜迷路积水为病理特征的梅尼埃病，听觉系统的各种损伤或循环系统紊乱等。虽然耳鸣通常不是危及生命的严重疾病的征兆，但会对生活、工作造成多方面影响，导致生活质量下降或者工作效率低下，表现为如下各种问题：睡眠障碍、疲劳、紧张、注意力难以集中、记忆力减退、决策能力减退、抑郁、焦虑和易怒。随着年龄的增长、病史延长，耳鸣可能恶化，但对许多人来说，科学的

干预可以改善耳鸣。明确导致耳鸣的原因并进行治疗有助于耳鸣的最终转归，其他治疗方法可通过减少或掩盖耳鸣声，使耳鸣不那么明显。耳鸣声可类似于但不完全等同于自然界的各种声音，如铃声、打字声、嗡嗡声、呼啸声、嘶嘶声、马达声等。在音调上可以从低频到高频，可以仅出现在单耳或双耳均出现。在某些情况下，耳鸣声太大会影响患者集中注意力或听到外部声音的能力。耳鸣可能一直存在，也可能减弱或消失，表现为时轻时重的反复出现。

睡眠障碍：是指尽管有合适的睡眠机会和睡眠环境，个体依然对睡眠时间和（或）质量感到不满足，并且影响日间社会活动的一种主观体验。主要症状表现为入睡困难（入睡潜伏期超过30分钟）、睡眠维持障碍（整夜觉醒次数大于2次）、早醒、睡眠质量下降和总睡眠时间减少（通常少于6.5小时），同时伴有日间功能障碍。睡眠障碍引起的日间功能障碍主要包括疲劳、工作效率低下、情绪低落或易激惹、躯体不适、认知障碍等。

一过性的耳鸣在健康人群中时有发生，如过度劳累或饥饿时，或者强噪声暴露以后。但这类耳鸣常常在休息或者补充能量、脱离噪声环境后消失，属于特殊情况下机体的保护性反应，不需要医疗措施的特别帮助。医学上把持续存在5分钟以上的耳鸣定义为病理性耳鸣，病理性耳鸣患者常常需要寻求医疗帮助。患者因耳鸣而寻求医学帮助时，常见主诉是：耳内有声响，持续存在，或者一天的清醒状态之中，多数时间处于耳鸣状态，并因之伴有睡眠障碍、心情烦躁、担忧及白天精力不济、注意力不集中和工作效率低下。其中大部分患者还伴有或轻或重的听力障碍，听力障碍可与耳鸣同时发生，也可以出现在耳鸣发生之前或之后。或许因为健康个体大都有一过性耳鸣的经历，即使处于病理性耳鸣的急性期，患者也并不在意，因此少有在急性期就诊者。数月之后，患者耳鸣仍未消失，便开始高度关注，并因此烦恼、担忧，出现睡眠障碍。但此时，患者已经很难分清楚是耳鸣导致的睡眠障碍还是睡眠障碍导致了耳鸣，或者加重了耳鸣。而在日复一日的睡眠障碍之后，带来了精力不济、头脑不清醒等一系列不适，已经远远超过耳鸣带来的烦恼。同时因为耳鸣是主观症状，而睡眠障碍则可以被家人察觉，因而，在慢性耳鸣患者中，睡眠障碍是最常见的伴随症状，有时甚至与耳鸣同为第一主诉，其次是听力损失及情绪障碍。

> 耳鸣为患者的主观感受，常常伴随睡眠障碍、焦虑、抑郁等情绪障碍。而睡眠障碍是最常见的伴随症状，甚至与耳鸣同为第一主诉。患者因耳鸣寻求帮助时，很难区分耳鸣与睡眠障碍在时间上的顺序，因此也难以从逻辑上分析二者的因果关系。

2. 睡眠障碍是造成耳鸣困扰的重要因素之一，改善睡眠能使耳鸣困扰获得满意改善

随着临床资料的积累及基础研究的深入，医学界越来越清楚

地认识到：耳鸣虽然为异常的声音感觉，但是耳鸣的严重程度，即耳鸣对患者造成困扰，导致患者痛苦的程度并不取决于耳鸣声的响度，也不取决于是何种性质的声音，而是与其伴随的睡眠障碍、情绪障碍及随之而来的人际关系紧张、工作效率低下、家庭关系不和睦、无法正常完成社会活动等一系列问题密切相关。其中，患者可以明确感知、清楚述说且迫切希望改善的伴随症状主要是耳鸣相关的睡眠障碍。在关于耳鸣严重程度评价的各类量表中，睡眠障碍有很高的权重；而对于焦虑、抑郁等情绪障碍，患者或者不知晓，或者不愿意面对，因此，很少有关于改善情绪障碍的诉求。

基于上述特点，对于耳鸣的治疗，在不同的时期、不同的个体，有侧重点地采取不同的治疗措施。对于伴有睡眠障碍的慢性耳鸣患者，积极治疗睡眠障碍，进而改善患者因耳鸣而感受到的困扰，无疑是最可行、最行之有效的治疗措施之一。即在"耳鸣－睡眠障碍－耳鸣加重－情绪障碍加重"的恶性循环中，在还没有找到让耳鸣消失的有效措施之前，改善睡眠障碍会对预后的改善起至关重要的作用（图1）。

影响耳鸣的因素诸多，睡眠障碍是最重要的影响因素之一，改善睡眠是耳鸣干预措施中的重要途径之一。

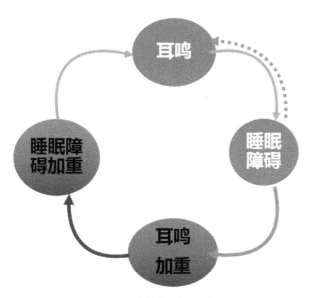

图 1　睡眠障碍与耳鸣

睡眠障碍及其表现形式

3. 人体调控睡眠和清醒的系统足够强大，短时间内的睡眠障碍不必过分担忧

大量的研究证明，下丘脑的视交叉上核或第三脑室侧壁与睡眠密切相关。与睡眠有关的解剖结构很广泛，包括额叶底部、脑部皮质、视交叉上核、中脑被盖部的巨细胞区、蓝斑、缝际核、延髓网状结构及网状上行激活系统等。其中视交叉上核及其相关联的视网膜－下丘脑束在"觉醒－睡眠"的生理周期中，有调节自身节律性活动的功能，在动物中，该部位为生理周期的起始点，在人类中则可能为复杂的自动节律起始点的一部分。这些部位的病变会导致"觉醒－睡眠"周期缺失的睡眠障碍。临床上，褪黑素可以影响这一自律性周期的改变，达到调整生物钟的效果。

应用脑电图记录睡眠是最常用的手段。根据睡眠过程中脑电图发生的一系列变化，睡眠时相可以分为如下类型。

慢波睡眠（slow wave sleep，SWS），简称慢波相。此时相可分为：Ⅰ期，机体处于嗜睡状态，脑电节律变慢，α指数减少，并逐步形成低电位的α-7Hz波；眼球有轻微游动，若给轻微刺激，α波又可出现。Ⅱ期，机体进入浅睡状态。脑电图中出现短暂的 13 ～ 15 Hz 的规律性低电位活动，每阵 0.5 ～ 1.0 秒。而后出现短促的高电位慢波。Ⅲ期，深睡期。脑电图上出现高电位δ波，自额叶向中央回扩散，各导联中占 20% ～ 30%。Ⅳ期，深睡期，高电位δ波占 50% 以上。

快速眼动相（rapid eye movement，REM）。此相的脑电图与 SWS 相的Ⅰ期相似，但对环境刺激的阈值很高，因此亦有异相之称。此时，全身肌肉松弛，但眼睑和眼外肌可呈快速收缩。正常睡眠中，SWS 从Ⅰ～Ⅳ循环之后再进入Ⅱ期，然后再进入 REM 睡眠，如此循环为一个周期，一般每晚 4 ～ 6 个周期。健康成年人 REM 睡眠占 20% ～ 25%，儿童较长。睡眠所需时间因人而异，差异很大。正常的生理性睡眠与脑结构完整及神经递质平衡密切相关。例如，脑桥缝际核破坏则 SWS 将消失；蓝斑是去甲肾上腺素能神经元集中地，该区破坏，也可使 REM 消失。因此，不同脑区的病损将产生病理性睡眠障碍。

睡眠稳态的维持。"睡眠－觉醒"周期性生理活动是一个涉及多系统、多中枢的生理过程，具有复杂的神经调节机制。促进觉醒的系统大部分起源于一系列明确的细胞群，并且这些细胞群与各自明确的神经递质相关联。促进睡眠的系统主要与大脑中抑制性神经递质氨基丁酸（GABA）有关，大脑中不同部位的GABA神经元共同起到了促进睡眠的作用。健康成年人每日所需睡眠时间为 7～8 小时，在因为轮班、时差、情绪紧张、皮肤过敏瘙痒、腹泻及耳鸣等各种因素造成睡眠剥夺后，一旦条件允许，则由觉醒状态转为睡眠状态，如果任其自然睡眠，则进入慢波睡眠，尤其是深度睡眠明显增加，以补偿前阶段的睡眠不足。如果连续几夜在睡眠过程中一出现深度睡眠就被干扰而醒来，则变得容易激动，然后任其自然睡眠，则快动眼睡眠同样出现补偿性增加，此时，觉醒状态也可以直接进入快动眼睡眠，而不需要经过慢波睡眠阶段。慢波睡眠有助于促进生长和体力恢复，快动眼睡眠促进学习记忆和精力恢复。由此可见，人体有强大的睡眠节律调节能力，短期内遭遇各种因素干扰而睡眠不充足，不需要过分担忧，更不需要特殊措施帮助。临床上有患者受耳鸣干扰或者因耳鸣而焦虑时可能出现一日至数日睡眠障碍，便因此滋生"我可能从此都睡不好"的担心，耳鸣之后又产生新的精神压力，导致一定程度的对于睡眠困难的恐惧，或盲目寻找改善睡眠药物，或白天时间内但凡有空闲就试图"补觉"，从而导致进一步昼夜颠倒的生物节律紊乱。对于这类因耳鸣出现的短期睡眠障碍，应该积极治疗耳鸣和可能同时存在的听力障碍及其他躯体不适，同时积极处理睡眠障碍，相当一部分的短期睡眠障碍患者首选自我调适，但是由于睡眠认知错误或者应对的行为方式不当，可能导致短期睡眠障碍转化成慢性失眠。

耳鸣发生之初，或者耳鸣持续存在导致烦躁焦虑而干扰睡眠时，无须过分担忧或者急于采取干预措施。人体调控睡眠和清醒的系统足够强大，短时间的睡眠障碍可以通过机体的自动调节获得补偿，回归健康睡眠。

4. 慢性耳鸣患者的睡眠障碍主要是精神心理性的，干预效果良好

睡眠障碍是指睡眠量的异常及睡眠质的异常或在睡眠时发生某些临床症状，出现异常的睡眠行为，如睡眠减少或睡眠过多、夜惊、梦游等，也包括睡眠和觉醒正常节律性交替紊乱。据统计，人群中睡眠障碍发生率为 10% ～ 60%，老年人中发生率为 30% ～ 40%，其中以慢性失眠最为常见，其发病年龄高峰为 40 ～ 59 岁，女性发生率高于男性。慢性失眠是指失眠症状每周不少于 3 次，持续时间超过 3 个月并引起显著的功能障碍或损伤，排除其他的异常睡眠、药物及精神异常原因的失眠。多项研究结果提示，慢性失眠的发生率与年龄的增长相关，其中随着年龄的增长，躯体疾病的出现是其中的重要因素。慢性失眠与其他躯体疾病存在较高比例的共患，如在来自综合医院心血管门诊的 925 例患者中，患心血管疾病患者失眠症发生率为 57.8%；无心血管疾病患者失眠症发生率为 37.6%。焦虑和（或）抑郁症状患者失眠症发生率为 75.5%。主要影响因素涉及心理、社会及躯体疾病等多个方面。

耳鸣患者中，睡眠障碍的发生率高达 60%，睡眠障碍甚至上升为部分患者的第一主诉，在患者的疾病感受中，耳鸣与睡眠障碍存在如下关系：①首先因耳鸣声的存在而影响入睡的占 50% 左右，其次为因耳鸣而烦躁或者担心耳鸣无法治愈，会伴随终生的患者。②分不清耳鸣与睡眠障碍的发生时间，谁先谁后？谁因谁果？或者共存？界限模糊。③耳鸣的严重程度与睡眠质量负相关：睡眠质量不佳时耳鸣加重，睡眠质量改善时耳鸣减轻。由此可见，精神心理因素导致耳鸣合并睡眠障碍的患者存在较高的比例，而且临床诊疗的耳鸣患者中，原发性睡眠障碍不到 1%。耳鸣的流行病学特征提示，从改善睡眠障碍入手干预耳鸣，可收到满意的效果。而改善睡眠障碍的措施远比减轻耳鸣声响的措施多，并且疗效肯定。如改善睡眠卫生习惯，适当的药物干预，经皮迷走神经刺激等，均已得到临床验证。

> 虽然睡眠障碍发生率高，类型多，但慢性耳鸣患者的睡眠障碍主要是精神心理性的。耳鸣与睡眠障碍的直接因果关系目前没有具体研究报道，睡眠障碍可以继发于耳鸣，并常常成为耳鸣的重要影响因素。

5. 明确睡眠障碍的类型和导致睡眠障碍的原因，干预才能有的放矢

来自大量慢性耳鸣患者的临床诊疗结果显示：在睡眠障碍的

几种形式中，入睡困难最常见，进入安静环境后，耳鸣变得比普通环境中明显，干扰患者注意力，继而诱发其对睡眠的担心和压力，为了尽快睡着而做各种努力，如辗转反侧寻找舒适体位、采取数羊等措施努力使自己放松，结果常常是越努力越难以入睡。其次入睡困难、睡眠维持困难和早醒共存，单纯的睡眠维持困难及早醒少见。根据《国际睡眠障碍分类》第三版的分类，耳鸣患者失眠的具体临床亚型如下。

睡眠卫生不良：患者的一些日常生活行为可能不利于维持高质量睡眠和保持白天警觉性。此类患者的睡眠 / 觉醒困难是由某些不良行为所致，如白天小睡，睡眠 / 觉醒作息时间多变；又如频繁倒时差，因为航班延误而改变作息时间；或在特殊时间段频繁加班熬夜，以及特殊工种的频繁轮班；临睡前习惯使用扰乱睡眠的食物及饮品（如咖啡、尼古丁、酒精、浓茶），或者因亲朋聚会、夜间吃得过饱、醉酒导致入睡困难；在床上或起居室进行过多干扰睡眠情绪的活动，如经常在床上进行无关睡眠的活动，读书、看电视、上网；无法保证舒适的睡眠环境，如卧室内外光照过强，电脑、手机充电器的蓝光的视觉刺激，卧室温度过热或过冷，卧室内可闻及异常气味，或者床上用品不够舒适等。在中青年耳鸣患者中，这种类型多见。

急性失眠：也称为适应性失眠症，常由一些特定压力引起，这些压力可以是心理性、生理性、环境性中的一种或几种。压力消除后，失眠症状也会消失。

心理生理性失眠 (psychophysiological Insomnia)：特点是觉醒程度提高，形成阻睡联想导致失眠。此类患者通常在自家的睡眠环境内很难入睡，但是更换到陌生睡眠环境或对睡眠环境做些改变后容易入睡，或者当患者不去关注入睡环境时容易入睡。这类患者会同时存在对睡眠过分关注、担忧，认知和躯体觉醒水平增高，特别是在就寝时间总担心今天可能又睡不好，于是开始进行各种助睡眠的准备工作，使得正常情况下自然的睡眠成为一种强迫自己必须完成的任务。这类睡眠障碍以女性患者多见，尤其是更年期女性。

矛盾性失眠 (paradoxical Insomnia)：又称为睡眠状态感知错误 (sleep state misperception)。患者诉说的睡眠紊乱的严重程度与客观检查记录的睡眠紊乱程度不一致。这种类型的失眠患者有严重低估自己的实际睡眠时间的倾向。实质上，他们将许多实际的睡眠时间感知为清醒时间。尽管标准多导睡眠监测显示患者睡眠结构大致正常，但其仍然抱怨存在其他类型失眠障碍常见的睡眠 / 觉醒症状。一些应用神经成像或睡眠脑电图光谱分析技术的研究提示患者睡眠 / 觉醒调控系统有改变，该发现可能解释主观睡眠感觉和客观睡眠检查不一致的原因。耳鸣患者中，这类睡眠障碍也以女性多见，并因担心睡眠不佳而转换为心理生理性失眠，或者两种类型并存。

躯体疾病或不适导致的失眠：是由于躯体疾病导致或继发的失眠症状。和精神障碍一样，很多躯体疾病可伴失眠表现，尤其是涉及疼痛不适、活动障碍和呼吸障碍的疾病。耳鸣是否会导致失眠？这是从事耳鸣诊疗的同行们非常关注的问题，然而，常常难以找到答案，因为检测到的耳鸣响度很少超过10分贝，多数场合下并不高出本底噪声，对人体带来的不适似乎不足以导致失眠，患者本人也很难分清耳鸣与失眠的因果关系，只是常常将二者联系在一起。若是同时伴随了上述导致失眠的任何躯体不适，如皮肤瘙痒、腹泻或感冒后鼻塞等则一定会加重耳鸣、加重失眠。在有明确证据的耳蜗损伤急性期，如爆震之后严重耳鸣，突然发生严重听力损伤之后耳鸣，重度以上的突发性聋，或者颞骨外伤之后的严重耳鸣，则可以明确是耳鸣导致了睡眠障碍。

药物或成瘾物质导致的失眠：是因为药物或成瘾物质的使用或戒断而导致或继发的失眠。耳鸣患者中出现与药物相关的失眠，主要见于不规范地使用改善睡眠的药物，边使用、边担心其不良反应，因此用药或不用药均有心理负担，部分患者因此不遵医嘱而自行停药。此外，成瘾物质的戒断亦可导致失眠，这种类型在耳科临床工作中相对较少。

其他亚型的失眠在耳鸣患者中相对少见。上述几种类型的失眠有时候难以截然区分，诊疗过程需要尽量挖掘真正的影响因素并予以有的放矢的干预。

耳鸣患者睡眠障碍多与睡眠卫生不良有关，睡眠障碍类型中，矛盾性失眠在女性患者中较多见。通过睡眠常识的宣教能有效改善睡眠质量，减轻耳鸣困扰。

6. 睡眠障碍与耳鸣"如影随形"或源于共同的过度唤醒机制

通过临床工作及已有的研究发现，因耳鸣而就诊的患者中，接近 60% 伴有睡眠障碍，而以睡眠障碍就诊的患者中，伴有耳鸣的比例也高达 30%。耳鸣与睡眠障碍可谓"如影随形"！如此高的共患率，神经生理机制是什么呢？动物研究发现，耳鸣与失眠在大脑激活区域的模式高度相似，特别是大脑皮质中的中央核 / 终纹床核与耳鸣和睡眠紊乱密切相关。有研究发现，杏仁核在与耳鸣和失眠有关的感觉区域、额叶皮层、自主下丘脑和脑干区域之间的联系中发挥着关键作用。令人困扰的耳鸣除了耳蜗损伤后听觉系统出现频率特异性的自发放电率异常增高，同时还导致了自主神经系统的过度唤醒，这种机制也与原发性失眠生理性过度唤醒一致。由于耳鸣和失眠均可能由压力事件引起，压力与症状的严重程度相关，因此可以推测压力促进了一种调节过程，这种调节增加了失眠症患者的觉醒，并将耳鸣信号与痛苦联系起来。从清醒状态到睡眠状态的正常过渡包括对多重觉醒系统的睡眠相关抑制。丘脑也参与其中，在觉醒和睡眠的调节中，"非特异性"丘脑核促进觉醒。耳鸣激活"非特异性"听丘脑核，即内侧膝状体，因此可能在睡眠时刺激觉醒系统。动物实验发现，"非特异性"听丘脑核中的基质细胞在非快速眼动睡眠和慢波麻醉时产生觉醒和广泛的皮层激活，这可以解释"非特异性"丘脑核的作用。

有研究发现，失眠期间自主神经系统活动亢进，这种活动亢进可能与耳鸣有关。除了听觉大脑区域的激活改变外，有证据表明耳鸣与情绪处理和自主身体功能控制相关区域的活动增加有关，如前额叶皮质和杏仁核。这被认为是许多病症的共同特征，这些病症与无法解释的躯体功能症状有关，并表现出与抑郁和焦虑的高度共患病，如耳鸣或睡眠障碍。耳鸣的神经生理学模型提出，在有令人困扰的耳鸣和失眠情况下，调节情绪的大脑区域和包括下丘脑－垂体－肾上腺皮质轴（hypothalamic-pituitary-adrenocortical axis，HPA）和交感神经－肾上腺髓质轴（sympathetic-adrenal medulla axis，SAM）的自主神经系统活动被激活。因此，中央核／终纹床核、杏仁核及自主神经系统等活动的激活所导致的觉醒过度，可能是令人困扰的耳鸣与失眠在半数以上患者身上共存的机制。鉴于过度兴奋是痛苦耳鸣和失眠的共同特征，减少过度兴奋的干预措施对未来的治疗具有更值得期待的前景。

除了耳鸣与睡眠障碍有很高的共存比例外，耳鸣患者与睡眠障碍患者中均有很高比例的焦虑与抑郁共患率。对以耳鸣为第一主诉寻求帮助的患者进行临床调研发现：夜间睡眠的安静环境中，耳鸣凸显，一方面因耳鸣的影响导致入睡困难；另一方面因已经感知到的睡眠障碍形成无形压力，当夜间醒来后担心难以再入睡，长此以往，产生因睡眠障碍导致的焦虑，在这种不良情绪的介导下，开始了"耳鸣－睡眠障碍－焦虑抑郁"的恶性循环（图2），杏仁核被激活则可能是耳鸣、睡眠障碍及焦虑抑郁共病的生理机制。

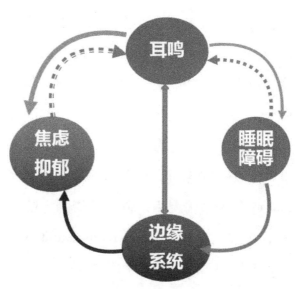

图2 耳鸣、睡眠障碍、焦虑抑郁与边缘系统的关系

在啮齿类动物耳鸣模型中，耳鸣是由大剂量水杨酸钠或噪声引起的，而失眠是由不明同种物质产生的嗅觉线索引起的。通过对 c-fos 蛋白的免疫细胞化学检测，证实了大脑的激活。c-fos 蛋白是早期即刻 *c-fos* 基因的产物，在神经元中持续激活后表达。图3所示，在两种情况下，相似的大脑区域都显示出激活。杏仁核是感觉输入改变（实验性耳鸣：听觉；实验性失眠：嗅觉）和对各自感觉信号的反应之间的关键联系。杏仁核通过外侧核接收听觉输入，通过内侧核接收嗅觉输入（未显示）。杏仁核的所有分区都指向中央核（CeA），它与终纹（BNST）的床核相连。CeA/BNST 是杏仁核的唯一输出结构，它向前额叶皮层（PFC）、下丘脑核（HPA 轴）和自主脑干中枢（SAM 轴）进行投射。这些区域通过应激激素和交感神经系统控制心脏、呼吸频率、血压和代谢率等外围变量，周边变量的改变可能本身就构成了压力，通过本体感受器调整反馈到包括杏仁核在内的中心结构。

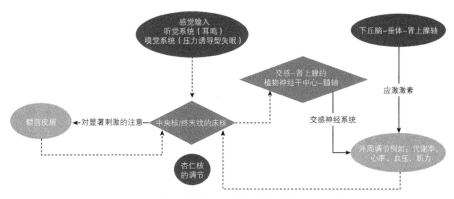

图3 耳鸣和应激性失眠动物模型的活动模式

耳鸣与睡眠障碍的药物治疗：基于对耳鸣的有限认识，和耳鸣作为一种主观症状的特殊性，耳鸣的治疗方法众多，经典的如习服治疗、掩蔽治疗、认知行为治疗、经颅磁刺激等。疗程长，疗效有较明显的个体差异，缺乏可重复性，而能够立竿见影让患者满意的极少。面对众多疗程长而疗效不确定的干预措施，通过药物治疗让耳鸣消失仍然是患者最期待的途径。然而，目前对于耳鸣机制的认识，远远没能深入到从耳鸣发生到失代偿的每一个环节，用什么药，何时用，用多久，针对耳鸣机制中的哪一个环节？这些均为有待探讨的问题。耳鸣发生之初，为听觉系统损伤后的听觉神经异常的自发放电率提高，而听皮层的抑制作用减弱或丧失使微弱的兴奋性输入信号变得非常明显，静脉注射利多卡因抑制 Na^+ 通道，可阻滞传入冲动使耳鸣减轻。基础研究发现耳鸣动物模型中神经元的兴奋性增加，神经纤维的异常放电率增加，其病理机制类似于癫痫发作及三叉神经痛，治疗浓度的卡马西平能阻断 Na^+ 通道，抑制神经元的重复高频放电，阻断兴奋性神经递质的释放，使神经细胞兴奋性降低，可用于耳鸣的治疗，文献报道其有效率 8%～80% 不等。近年的临床实践发现，静脉注射利多卡因能使部分患者耳鸣显著减轻，而部分患者耳鸣会加重，部分患者耳鸣未能获得改善，导致治疗结果个体差异的原因有待进一步探讨。同时因为静脉注射利多卡因需要心电监护，缓慢滴注，治疗过程费时而难以普及。卡马西平作为经典的耳鸣用药，疗效同样存在个体差异，并且部分患者会发生一过性白细胞减少、一过性肝功能损伤，以及体质相关的剥脱性皮炎，因此也始终未能作为治疗耳鸣的主流用药。

相比之下，因为慢性主观性耳鸣患者半数以上伴随睡眠障碍和情绪障碍，通过经皮迷走神经刺激结合改善睡眠障碍的药物治疗，能使 70% 以上患者获得满意的耳鸣改善，并且符合患者"药到病除"的心理期待，而成为现阶段药物治疗耳鸣的突破口。治疗过程需要熟悉药物的不良反应及处理措施，确保疗效及安全性。

耳鸣与睡眠障碍如影随形的共患，推测二者之间存在共同的过度唤醒机制，并从动物实验中得到初步的支持证据，为进一步的机制研究及临床干预措施的探索提供了新思路。

睡眠质量的影响因素

多项研究均显示，性别、年龄、社会经济状况、受教育程度、职业状态、婚姻状态等人口学因素和身心疾病、自我感知的健康状况、压力与生活应激事件、夜间工作、轮班倒班等生活因素、环境因素和工作状态都与睡眠障碍有关。女性、年老、低收入水平、低文化程度、失业、离异、抑郁或焦虑状态、合并身体疾病者更易失眠。非全职工作、现存长期健康问题、每周饮酒4～7次、不良心理健康状况、低生活质量与我国成人失眠显著相关。

7. 影响睡眠的环境因素：噪声污染及光污染是城市生活中无处不在又最容易被忽视的影响因素

提到噪声污染，人们会首先联想到机器隆隆作响的工厂或者开山劈石的矿山。在那样的特殊环境中劳作会使人们倍加注意对噪声的防护，然而，现代生活的噪声源却不仅仅见于这些。社区及家庭的卡拉 OK 噪声；居家装修时电钻等各类器械操作声；城中村里，为夜归的劳动者或者有夜宵习惯的年轻人准备夜宵的通宵排挡里，叫卖声、烹调食物及锅碗瓢盆碰撞的声音、夜宵的人群谈笑声等，均会对周围居民的睡眠造成干扰。居民区附近的工地夜间施工的噪声，还有不容忽略的家园电器噪声，都会成为干扰睡眠的声污染。当噪声强度≤ 85 dB，通常不会导致纯音听阈的变化，因而也称为非阈移噪声，但动物研究表明，中低强度噪声可在不产生明显听觉敏感度下降的前提下导致成年大鼠听皮层结构和功能的改变，并进而影响中枢听觉及其相关行为，其具体机制尚未完全阐明。推测部分患者纯音听阈正常情况下的耳鸣与长期暴露在日常生活噪声中导致的潜在的听力损伤有关。因此避免环境噪声的影响对于伴有睡眠障碍的耳鸣患者至关重要。

良好的睡眠除了需要安静的环境，合适的温度与湿度外，在大自然的昼夜更替中，光线对角膜的刺激，也是影响人体生物节律的重要因素。人类昼夜节律周期平均约为 24.2 小时，为了维持自身昼夜节律与自然界明暗周期同步化，人类需要通过外界刺激来引导每日节律轻度前移。这些外界刺激被称为授时因子。能够引导定位于下丘脑两侧对称的视交叉上核（suprachiasmatic nucleus，SCN）与自然界明暗周期同步。光照是主要的授时因子，其他授时因子包括运动、进食和社会活动。现有研究认为，视网膜感受到光刺激后通过视网膜下丘脑通路将这些信息传输给视交叉上核，再经复杂神经通路上的神经节向松果体发出信号来抑制褪黑素的分泌。光暗周期刺激信号从眼睛传递到视交叉上核，接着传入下丘脑的室旁核，然后通过多突触途径到达松果体，从而使体内褪黑素的水平呈昼低夜高的节律变化，清晨2：00～3：00达到峰值。缺乏光照时，这种抑制被解除，松果体分泌褪黑素，促进睡眠（彩插1、彩插2）。

如果说噪声污染早已被人们熟悉并采取了部分防护措施，光污染在城市里则是普遍存在而又被多数人视而不见的潜在影响因素。城市的街道、小区的路灯或者彻夜闪烁的霓虹灯广告，都会使夜间的光照度如同白昼，直接导致机体对睡眠周期、睡眠环境的感知错觉，常常引起入睡困难、睡眠维持困难及早醒。部分家庭习惯开夜灯，以及来自电脑、充电器等的蓝光，均会成为干扰睡眠的视觉刺激，需要引起关注、重视（彩插3）。对于经常倒时差，或者因为轮班等特殊情况需要在明亮的白昼休息的人群，戴遮光眼罩是一个不错的解决办法，可有效避免强光对角膜的刺激，营造黑夜的睡眠状态。

8. 影响睡眠的工作方式及生活方式：改进不良方式，获得满意睡眠

熬夜、倒班、倒时差及睡前思考复杂问题是入睡难、睡眠维持难的重要影响因素，常见情形有：①因为工作需要而被动适应的特殊工种，如值夜班的医护人员、执行夜间飞行任务的空中服务人员、24小时餐厅及便利店的服务人员，以及从事国际商

贸或科研需要经常倒时差的工作人员。昼夜颠倒的作息，扰乱了机体关于觉醒与睡眠的生物钟，导致严重的睡眠障碍。②不良生活习惯造成的睡眠障碍，如喜欢于夜深人静时读书写作、软件设计，或者追电视剧、追各类自己喜好的体育赛事等；部分人喜欢在入睡前思考复杂的问题或者回味开心的或者回忆失意的事情，以至于睡意全无或者整夜浅睡。③进食习惯，晚餐吃得太晚，吃得过量，有夜宵习惯，或者晚餐过量饮酒、浓茶、咖啡，均可阻碍顺利入睡。近年减肥大军的队伍日益庞大，过度节食导致的因饥饿而难以入睡者也不在少数。

9. 影响睡眠的人格特质：焦虑特质人群对耳鸣及睡眠障碍过度关注，成为睡眠障碍的持续影响因素

随着社会的发展，现代人早已摆脱毒蛇猛兽的袭击及饥寒交迫的困境，但却必须面对排得满满的日程、交通的拥堵、职场的竞争及其他各种紧张情景。与主要是操心狩猎和采集食物的原始人时代相比，现代人的人际交往与社会需求复杂得多，生活紧张得多。即使是按部就班的工作、生活，人们也会面临各种选择。在此过程中，焦虑特质个体会对选择前的决定、选择后的后果过分关注并思虑重重。一旦选择的压力影响睡眠，则又多出对睡眠不佳的忧虑，因此压力与忧思日益叠加，最终可能持久影响睡眠。反之，非焦虑特质个体则拿得起放得下，少了患得患失的思虑。有研究表明，神经质人格者，容易表现出焦虑、担忧、常常

闷闷不乐、忧心忡忡，情绪易于激动，对刺激反应强烈且难以平复，强烈的情绪反应使之可能采取不够理智的固执行为，因此更容易出现睡眠障碍。另一项针对大学生人格特质与睡眠障碍的研究得到类似结果，这项研究同时发现：冲动感觉寻求人格特质亦为睡眠障碍的危险因素，可能是由于与冲动性相关联的 5- 羟色胺的影响。因为 5- 羟色胺作为脑内一种重要的神经递质，在睡眠的发生和维持中发挥着重要的作用。冲动情绪可造成睡眠时间不规律或者质量不佳。焦虑特质个体或神经质人格个体除了可以从上述行为特征上得到体现外，也可以借助状态－特质焦虑量表、艾森克人格问卷简式量表进行评价和确认。

10. 影响睡眠的情绪因素：各种应激源，如失恋、生意失利、家人重病等导致情绪起落的事件诱发睡眠障碍及耳鸣

情绪因素导致的耳鸣及睡眠障碍为人们所普遍熟知，如失恋、生意失利、亲人重病预后难以预测或至亲亡故，均为最容易引起情绪波动的事件。这类事件发生之初，多导致急性睡眠障碍及自主神经功能紊乱的系列症状，如食欲不振、胃痛、出冷汗、心悸、心律不齐甚至血压升高等。不同个体对于负性应激事件的不同反应则与其遗传因素、年龄、性别、受教育程度、社会阅历、当时的健康状况及应对这些应激事件时所能获得的社会支持相关，有些个体倾向于出现胃肠反应，有些倾向于出现心血管反应，而有些则表现

为各种内耳症状，耳鸣、耳闷堵、眩晕。一旦失眠及自主神经系统的反应超出机体可调控范围，则会引发更为持久、更为严重的失眠及其他躯体不适。如果应激源未能在短期内得到有效解决，则会使上述反应加重，导致急性失眠演变为慢性失眠。

11. 影响睡眠的药物、饮品及成瘾物质：服用糖皮质激素、药物戒断、夜间饮咖啡及浓茶，会造成睡眠障碍

某些疾病的急性期治疗，如突发性聋、急性喉炎、急性会厌炎等治疗必须用到糖皮质激素，会造成部分患者兴奋、难以入睡。尤其对于突发性聋患者，多已伴有耳鸣，若因为糖皮质激素的作用造成兴奋，加上耳鸣声的干扰，很容易让患者把睡眠障碍归咎于耳鸣，增加其对耳鸣的厌恶和痛苦感受。对于已经存在睡眠障碍的患者或者因为其他疾病服用抗焦虑、抑郁药物的患者，突然停药时会出现睡眠障碍。

药物成瘾是指长期和反复滥用成瘾性药物后，机体对药物产生的适应现象；在体内有足够该药物存在的情况下，可保持暂时的生理和心理功能平衡，当中断或骤减用药后，机体出现戒断症状，给个人、家庭和社会造成严重的危害。近年来的流行病学研究表明，成瘾者中存在广泛的睡眠障碍和催眠药滥用问题。药物成瘾对睡眠的影响主要表现为：睡眠潜伏期延长、总睡眠时间减少、慢波睡眠和 REM 睡眠减少、夜间觉醒次数增加；而在急性

戒断期，主要表现为睡眠潜伏期延长、总睡眠时间减少、慢波睡眠减少，随着戒断时间的延长，患者的睡眠模式逐渐回到基线状态，近期的证据表明，睡眠紊乱在成瘾物质戒断后可持续较长时间，并且可能成为再次使用成瘾物质的一个重要危险因素。睡眠障碍和催眠药物滥用所带来的不良反应严重影响了药物成瘾者的身心健康和治疗预后。

饮食习惯方面，如在午后或夜间饮浓茶、咖啡，或者饮酒，均易造成短暂睡眠障碍。

12. 影响睡眠的其他因素：躯体疾病，如肢体疼痛、皮肤瘙痒、咳嗽等

急性的或慢性的躯体疾病，如肢体或关节疼痛，持续的皮肤瘙痒，持续或反复咳嗽、流鼻涕、发作性眩晕等，均可以影响睡眠质量。因此需要尽可能解除躯体不适，保障安静睡眠。

睡眠质量的影响因素众多，其中性别、年龄、社会经济状况、受教育程度、职业状态、婚姻状态等人口学因素对于个体而言是固定的，而环境因素、生活方式、情绪因素则是可控的或者部分可控的。积极改善可控因素，是改善睡眠质量减轻耳鸣困扰的重要途径。

耳鸣与睡眠障碍的关系

耳鸣不是睡眠障碍的"元凶"，更多的时候是被误解的"替罪羊"!

耳鸣与睡眠障碍的四种关系：睡眠障碍与耳鸣如影随形，多数患者很难从二者发生的时间先后顺序上说清楚，更加无法从逻辑上分析二者的因果关系。然而，从诊断及治疗的角度，需要尽可能梳理出二者关系，以及在某一时期的主要矛盾，以便治疗能够有的放矢。概括起来，二者的关系可以分为以下四种。

13. 耳鸣遇上睡眠障碍，或睡眠障碍遇上耳鸣，二者的协同效应导致了耳鸣的困扰

这种类型常见于患者已经有耳鸣，患者能感觉耳鸣存在，但不一定为之烦恼，在此基础上又出现由其他原因导致的睡眠障碍，使原本不引起烦恼的耳鸣变得更加引起关注甚至烦恼。另一种情况是，患者原本睡眠质量不佳，并已因此引起多种不适感，

在此背景下又出现耳鸣，甚至伴有听力下降。因此，耳鸣与睡眠障碍共患，但二者之间不存在因果关系。

14. 由耳鸣继发睡眠障碍

多见于突发的听觉系统损伤或者头部外伤之后出现的耳聋伴耳鸣，或者暴露于强噪声之后的耳鸣，若病变未得到及时治疗，耳鸣未能在短期内消失，则会逐渐引起患者心情烦躁及睡眠障碍。耳鸣与睡眠障碍在时间上有明显的先后顺序。

15. 睡眠障碍继发耳鸣

多见于持续的睡眠障碍导致包括耳鸣在内的一系列躯体不适，如头昏脑涨、食欲缺乏、精神萎靡等。然而，因为耳鸣于患者而言，是一种神秘、恐惧，且枯燥又令人厌恶的感受，因此更容易引起患者关注，并自然而然地将其与睡眠障碍联系起来。

16. 耳鸣与睡眠障碍共存于某些疾病状态之中

第一种情况，见于个体处于特殊的应急情形时，患者能够准确提供耳鸣与睡眠障碍同时发生的病史，以及导致耳鸣及睡眠障碍的原因或诱因，当导致这些状态发生的应激源消除后，耳鸣及睡眠障碍随之消失；第二种情况，继发于患者的某种已存在的疾病，如抑郁症、广泛性焦虑、创伤后应激障碍、产后焦虑抑郁或其他容易导致情绪障碍的疾病。耳鸣与睡眠障碍源于同一病因或应急源。

耳鸣是一个涉及认知、情感和心理生理成分的疾病过程。这些因素增加了患者的痛苦，研究报告称，耳鸣患者在面对压力或疼痛刺激时表现出不适应行为，因此，这些患者的睡眠问题可能是他们对耳鸣的耐受性下降的结果。研究表明，睡眠障碍在这一类人群中诊断不足，治疗睡眠障碍可能有助于减轻他们的症状。可通过使用有效的问卷来确定哪些睡眠问题可能导致其耳鸣感觉恶化。进一步的研究在适当的睡眠评估和治疗后观察这一队列，可以更好地理解这两个临床实体之间的关系。在临床诊疗过程中，耳鸣患者抱怨睡眠障碍的比例很高，而以睡眠障碍为主诉的患者抱怨耳鸣的相对少。

掌握耳鸣与睡眠障碍的上述关系，分清楚在各个阶段的主要矛盾，目标明确的解决主要矛盾，阻断恶性循环。

耳鸣严重程度及睡眠质量的评价

耳鸣为患者的主观感受，与许多疾病的不同之处在于，迄今为止尚无客观而易于实施的评估手段。临床常用的评估方法有，心理声学检测和耳鸣严重程度评价量表。

17. 耳鸣的心理声学检测——为耳鸣病因诊断、咨询及干预决策提供依据

（1）耳鸣频率匹配：是在纯音听阈测试的基础上（如常规纯音听阈测试正常，增加半倍频程及扩展高频测试），在健侧耳给予各频率的纯音信号或窄带噪声信号，要求患者与患侧耳的耳鸣声进行比较，直至患者认为检查信号和耳鸣声相近。每次匹配至少复查 2 次，最终获得的频率即为耳鸣匹配频率。

（2）耳鸣强度匹配：在找到耳鸣匹配频率的基础上，调整声信号的输出强度，要求患者与耳鸣声的强度进行比较，直至患者认为检查信号的强度和耳鸣声相近。每次匹配至少复查 2 次，然

后将声信号的输出强度减去患者健侧耳在该频率的阈值，即为耳鸣匹配响度。

（3）最小掩蔽级测试及 Feldmann 曲线：结合纯音听阈测试结果，为开展耳鸣声治疗提供参考。在纯音听阈基础上，在每个频率予以 2 dB 为一档递增的纯音或窄带噪声，直至刚好使耳鸣消失。此时即为该频率的耳鸣最小掩蔽级（minimum masking level，MML）。将各个频率获得的耳鸣最小掩蔽级连接，形成耳鸣掩蔽曲线。按 Feldmann 曲线分类，可分为：Ⅰ型汇聚型，Ⅱ型分离型，Ⅲ型重叠型，Ⅳ型间距型、间距 A 型，Ⅴ型渐远型。其中Ⅰ型到Ⅳ型均表示具有可掩蔽性，而Ⅰ和Ⅲ型的患者尤为适合做声掩蔽（图 4）。

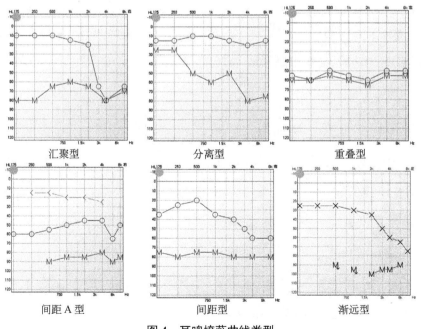

图 4　耳鸣掩蔽曲线类型

（4）残余抑制试验：以耳鸣最小掩蔽级为基础，通过纯音听力计给予耳鸣耳最小掩蔽级阈上 5 ～ 10 dB 的最佳掩蔽音（通常选择根据音调匹配得到的耳鸣主调的窄带噪声），持续 1 分钟后停止，观察并记录耳鸣被掩蔽的时程和掩蔽性（如完全掩蔽、部分掩蔽、无掩蔽或加重等）。残余抑制测试对耳鸣患者治疗方案的选择具有指导意义，残余抑制时间长，且能掩蔽完全的耳鸣患者适合采用掩蔽疗法，治疗效果较好。否则，要考虑采取其他疗法或与其他疗法结合使用，尤其是对于残余抑制试验完成后耳鸣响度加重的患者，选择掩蔽治疗时要慎重。

耳鸣的心理声学测试方法结果源于患者根据所听到的声音做出的主观判断，为主观测试。大量的临床资料表明，耳鸣的频率匹配与听力损伤最严重的频率或相邻频率一致，验证了耳鸣与听力损伤之间的关系。

18. 耳鸣的量表评价——综合反应耳鸣困扰程度的重要依据

如前所述，耳鸣是患者的主观感觉，并涉及认知、情感和心理生理过程，而认知、情感和心理均缺乏客观评价方法，对于严重程度的判断主要依据现象学，根据症状的严重程度和对功能的损害程度来判断病情，指导治疗。量表对于耳鸣的诊疗起到如下作用：①量化诊断。诊断型量表，主要用来帮助建立诊断或为诊断提供参考。②协助梳理诊断思路。当初次接触耳鸣患者不知道该问什么，观察什么，检查些什么的时候，遵循量表的指引便有了较为完整的思路，不至于遗漏重要线索。因此，量表在耳鸣的诊疗中应用广泛。近20多年来，源自国内外的众多耳鸣自评量表（self-report tinnitus questionnaire，SRTQ）渐渐成为国内外文献报道中使用较多的耳鸣疗效评价工具。具体而言，用于严重程度及预后评估的有耳鸣残疾评估量表（tinnitus handicap inventory，THI）、耳鸣评价量表（tinnitus evaluation questionnaire，TEQ）、耳鸣残疾问卷表（tinnitus handicap questionnaire，THQ）、耳鸣功能指数（tinnitus functional index，TFI）、耳鸣严重程度量表（tinnitus severity questionnaire，TSQ）、耳鸣反应问卷表（tinnitus reaction questionnaire，TRQ）等，用于伴随症状或共患病诊断的有情绪障碍量表、睡眠质量评估量表。

THI共有25个项目，包含了功能、情感及灾难性思维三个维度（见附录五），包括功能性评价、感情评价、灾乱性思维评价。每个条目备选答案为"是""有时""无"。分别计分为4分、2分和0分，根据患者的回答计分，满分为100分。根据得分结果将耳鸣严重程度分四级：一级：0～16分，无耳鸣困扰，偶然感受到耳鸣，不影响生活与工作。二级：18～36分，轻度病情，耳鸣对生活及工作有轻微影响。三级：38～56分，中度病情，耳鸣对患者的工作及生活有比较明显的影响。四级：58～100分，重度病情，耳鸣已严重影响了患者的生活及工作。严重程度三级及以上的就需要给患者一些干预措施。在制定干预措施时，需要对其中的三个维度评分分别关注，情绪障碍得分高，则建议给予心理咨询或服用改善情绪的药物；功能障碍得分高，则建议结合听力障碍程度，辅以助听器干预；灾乱性思维得分高，则需要综合措施进行干预。THI 原创于美国，其中的问题设置不一定适合所有患者的生活及工作场景，并且受到患者受教育程度的影响。因此，若发现评分结果与患者主观感受有出入，建议结合其他量表综合评价。

TEQ 由刘蓬教授团队研发，根据耳鸣出现的环境、持续时间、对睡眠的影响、对工作（或学习）的影响、对情绪的影响及患者对耳鸣严重性的总体感受等 6 个方面进行评分，根据总分高低将耳鸣严重程度进行等级评价。TEQ 简明扼要地反映了耳鸣对患者工作、生活及情绪的影响，完成评估所需时间减少，适合医生在繁忙的诊疗工作中快速掌握耳鸣严重程度的主要方面，经过10 年的临床验证，有较好的效度和信度。

若在诊疗过程中通过病史及问诊印象发现患者存在情绪障碍，通常首先进行 THI 评价，情绪维度得分高的，则需要进一步完善焦虑、抑郁相关评价。常用量表有汉密尔顿焦虑量表、汉密尔顿抑郁量表。

睡眠质量评估：为了实施有针对性的精确干预，与耳鸣如影随形的睡眠障碍同样需要核实并进行量化评价。可用于临床的评价方法的脑电技术和量表如下。

多导睡眠图（polysomnography，PSG）：多导睡眠图是在脑电图的技术基础上发展起来的，是睡眠脑电图的进一步发展和完善。PSG 包括脑电图、肌电图和呼吸描记装置等，PSG 不仅提供了一个评估睡眠和觉醒状态的方法，同时可以识别睡眠时发生的异常生理事件。由于费用和设备、场所的限制，PSG 并不常用于失眠的诊断。目前 PSG 主要用于睡眠相关呼吸障碍、发作性睡病、周期性肢体运动障碍的诊断。

睡眠问卷及量表：睡眠问卷主要是用于全面评估患者睡眠质量、某些睡眠特征和行为及与睡眠相关的症状和态度。已用于临床的有 13 种，基本包括了失眠、睡眠呼吸障碍、昼夜节律障碍、睡眠相关肢体运动障碍、异态睡眠等几大类睡眠疾病的筛查。临床医生可根据具体情况选择性加以使用。这里只介绍常用的三种：匹兹堡睡眠质量指数、阿森斯失眠量表及失眠严重程度指数。

匹兹堡睡眠质量指数（Pittsburgh sleep quality index，PSQI）：共有 24 个问题，其中包括 19 个自评题目和 5 个他评题目。他评问题仅供临床参考，不计入总分。其中前 4 题是开放式问题，其余自评题中针对 7 类指标进行评分，包括主观睡眠质量、睡眠潜伏时间、总睡眠时间、睡眠效率、睡眠紊乱、用药和日间功能情况。每题的评分范围为 0 ～ 3，总分为 0 ～ 21。得分越高，说明睡眠质量越差。总分≤ 5 代表睡眠质量好；总分＞ 7 代表睡眠质量差。PSQI 适用于评价近 1 个月的睡眠质量。完成时间 5 ～ 10 分钟，评分时间 5 分钟左右。

阿森斯失眠量表 （Athens insomnia scale，AIS）：AIS 是基于 ICD-10 失眠诊断标准设计的自评量表。共有 8 个问题，前 5 个问题针对夜间睡眠情况评估，后 3 个问题针对日间功能进行评估。根据不同需求，可选择使用 AIS-8 版 （包括所有 8 个问题）或 AIS-5 版 （仅前 5 个夜间睡眠问题）。每题的评分范围为 0～3，AIS-8 总分 0～24，AIS-5 总分为 0～15。分数越高，代表失眠越严重。AIS 适用于评价近 1 个月的睡眠情况。

失眠严重程度指数 （insomnia severity index，ISI）：ISI 是由 7 个问题组成的自评量表，较多用于失眠筛查、评估失眠的治疗反应。每个问题有 0～4 五个选项，总分为 0～28。0～7 为无失眠，8～14 为轻度失眠，15～21 为中度失眠，22～28 为重度失眠。ISI 适用于评价 2 周内的睡眠情况。

对耳鸣心理声学特征及严重程度的深入评估，是耳鸣病因诊断、耳鸣咨询及制定干预措施的重要依据。

耳鸣与睡眠障碍的干预

19. 改变生活方式：从改善睡眠障碍入手可以事半功倍

改变不良生活习惯足以使部分耳鸣患者摆脱困扰，以下为切实可行的几点改进措施。

（1）每晚按时睡觉，即使是周末也不例外，这样有助于"设定"人体的"睡眠钟"。

（2）每天坚持锻炼。

（3）就寝前保持平静、放松——洗个热水澡或者喝一杯热牛奶或酸奶。

（4）白天休息时间不宜太长，白天长时间的睡眠会干扰夜间睡眠。

（5）确保愉快的就寝环境，对多数人来说，凉爽、安静的暗室最适合睡眠。

（6）睡前避免看电视、使用电脑及接触其他电子屏幕，避免接打电话。

（7）睡前避免饮酒、喝咖啡，避免饮食过饱。

20. 药物治疗：适时、合理的药物治疗为伴有睡眠障碍的耳鸣患者重要的治疗措施

笔者对因失代偿慢性耳鸣住院的 191 例患者进行耳鸣加重及预后的影响因素调查发现：睡眠障碍是继疲劳－压力后排在第二位的影响因素。因睡眠障碍导致的耳鸣加重，患者年龄分布呈现双峰型，即青年和老年患者占比高。分析认为与现代年轻人普遍存在的不科学生活习惯有关：白天工作，晚上进行丰富的夜生活，或者工作压力大，加班等致睡眠时间不足或睡眠质量不佳。老年人睡眠障碍则可能是由于其睡眠质量差，入睡困难，睡眠浅，睡眠易受外界的影响引起。通过对睡眠障碍致耳鸣加重患者的性别研究分析发现，男女性别分布差异具有统计学意义。因睡眠障碍而耳鸣加重的患者中男性占比（74.1%）高于女性（35.9%）（$P=0.01$），差异显著。分析认为其原因是男性生活中更加不注意睡眠障碍带来的后果，更热衷于丰富的夜间活动，而相对来说，女性往往更多强调美颜养生，重视睡眠不足带来的身体危害，从而出现男女性别的差异。有其他研究发现，耳鸣患者睡眠障碍发生率为 25% ～ 60%。伴有睡眠障碍的耳鸣患者常常出现记忆力减退，注意力不集中等情况，更加容易引起慢性耳鸣的急性加重。Jackson M L 发现在生理学机制上，睡眠障碍和耳鸣患者大脑边缘系统中有激活反应存在，意味着

两者可能可以相互加强交感神经反应：睡眠障碍促进慢性耳鸣急性加重或失代偿，而耳鸣加重又可以反过来进一步导致睡眠障碍，从而出现耳鸣 - 睡眠障碍的恶性循环，耳鸣失代偿。

药物治疗的关键在于把握获益与风险的平衡，同时要兼顾药物获取的容易程度、经济负担及患者主观意愿上的依从性。选择干预药物时需要考虑症状的针对性、既往用药反应、患者一般状况、当前用药的相互作用、药物不良反应和其他的现患疾病及其相关治疗措施。近年的临床研究表明，安定类药物用于改善耳鸣患者的情绪障碍和睡眠障碍能使 70% 以上的耳鸣患者获益，常用药物有地西泮、硝西泮、阿普唑仑等，小剂量的规范使用，仅部分患者出现困顿、疲倦等轻微不良反应，停药后即可消失。

对耳鸣患者进行睡眠障碍的药物治疗需要注意以下几点策略：①明确用药的目的，针对睡眠障碍？针对耳鸣？还是同时改善睡眠障碍并减轻耳鸣？需要与患者充分沟通，消除患者对镇静催眠类药物的顾虑。②药物的起效时间通常在两周以后，需要规范疗程，避免用药 3 ～ 5 天未感觉到明显疗效即失去信心并放弃服药或者自行更改剂量、更改疗程。③对可能出现的不良反应有正确的认识和应对措施。④密切随访，根据用药反应及时调整方案，实现个体化治疗。

21. 耳鸣的非药物治疗

认知行为疗法（cognitive behavioral therapy，CBT）：认知

疗法（cognitive therapy）产生于 20 世纪 60—70 年代，有多个认知治疗学派包含着不同的治疗观点和方法，但都具有一个共同的特点，即认知疗法认为人的思维对其情感和行为具有决定性的作用。认知疗法认为人的情绪困扰、行为问题或各种心理障碍均与人的认知和认知过程有关。各种认知疗法均重视人的信念及思维过程在调节情绪及行为中的作用，以改变认知为主的方式来达到消除或减轻各种心理问题及障碍的目的。认知疗法中最重要的目标是使患者一步步认识到其对于所关注的躯体不适或疾病的错误观念，并促使其产生认知性的改变。行为疗法（behavioral therapy）是基于实验心理学的成果，通过帮助患者消除或建立某种行为，从而达到治疗目的的一门医学技术。其理论是，所有的行为都遵循学习的规律，即"刺激－反应"的过程与结果，认为任何行为都可以习得，也就可以弃掉。认知与行为不仅常常结伴而行，也可互为因果。Beck 于 1979 年提出认知行为疗法，主张矫正行为与矫正认知相结合。认知行为治疗分为三个步骤：①找出与不良行为有关的错误认知；②寻找证据论证这一认知错误；③分析错误认知的根源，重建新的正确的认知。

22. 针对失眠的认知行为疗法

针对失眠的认知行为疗法（cognitive behavioral therapy for insomnia，CBT-I）强调在调整和改变对于睡眠障碍歪曲认知的同时，保留行为疗法中的训练与矫正。其目的是减轻患者因改变认知带来的痛苦，并重新调整认知，帮助患者重构情绪或改善行为，继而增强其自信心。在治疗过程中，CBT-I 可帮助患者寻找在错误观念的影响下，由不恰当的认知加工所导致睡眠障碍的长期性因素，继而改变睡眠的错误观念及非适应性的睡眠习惯，同时进行睡眠健康教育。CBT-I 包括 4 个阶段：睡眠卫生教育、睡眠技巧学习、认知疗法与行为干预、实践应用与巩固。经研究证明，与药物治疗的效果相比，CBT-I 可达到相同的治疗效果；而就持续性效果而言，其则优于药物治疗。为了提高 CBT-I 的治疗效率，已有学者探索网络化的群体治疗并取得满意疗效。

针对慢性耳鸣的认知行为疗法：CBT 用于慢性耳鸣的治疗有近 30 年的历史，多将 CBT 与慢性耳鸣的其他干预措施，如习服疗法、音乐疗法等相结合，发现结合 CBT 的情况下，通常能比单独的其他干预措施获得更好的疗效。随着临床证据的不断积累，CBT 对于慢性耳鸣的干预效果得到越来越广泛的接受。2014年，美国发布的"耳鸣临床应用指南"中，提出"临床医生应向患有持续恼人耳鸣的患者推荐 CBT"，后续相关的临床研究逐步增加。杨海弟课题组研究发现，音乐疗法联合 CBT 在慢性耳鸣患者治疗中取得了满意疗效，进一步对患者治疗前后脑电图的改变进行比较，发现通过音乐疗法联合认知行为治疗，主观性耳鸣患者睡眠质量改善，大脑皮层活跃度下降，β、α 频段能量提高；负面情绪改善，情绪放松，θ 频段能量提高；耳鸣被机体适应甚至消失，导致听觉皮层内神经元的同步放电减弱，γ 频段能量下降。结合 CBT 在睡眠障碍治疗中的满意效果，对于伴有睡眠障碍的慢性耳鸣患者，使用 CBT 联合相关药物治疗，有望同时对减轻慢性耳鸣困扰及伴随的睡眠障碍起到事半功倍的效果。日本最新的诊疗指南中强力推荐 CBT 作为干预措施。

23. 刺激迷走神经治疗

神经调控是利用植入性或非植入性技术，通过传送电刺激或药物的方式，可逆性调控中枢神经、外周神经或自主神经系统活性，从而改善患者症状，提高生命质量的生物医学工程技术。迷走神经为第 10 对脑神经，是脑神经中最长，分布最广的一对，含有感觉、运动和副交感神经纤维。它的传入信号直接或通过孤束核上传至网状结构系统后，弥散投射至大脑皮质及下丘核、杏仁核、海马复合体等脑区结构，对调节个体的情感及睡眠有重要作用。迷走神经刺激技术始于 1988 年，1997 年 FDA 批准其作为一种辅助方法用于药物难治性癫痫的治疗，2005 年批准用于抑郁症治疗。由于迷走神经是与中枢神经系统进行信息交互的重要外周神经组织，广泛支配消化系统、呼吸系统及心脏的感觉、腺体的分泌，因此也逐步用于更多疾病的治疗。情绪障碍及睡眠障碍是慢性耳鸣患者最常抱怨的问题，因此我们自 2014 年开始联合针灸科探索经皮肤刺激外耳道迷走神经治疗耳鸣患者情绪障碍和睡眠障碍的可行性及安全性。初步的临床研究表明，患者对于耳鸣的主观感受明显减轻，具体而言，耳鸣严重程度的总体评分、耳鸣伴随的睡眠障碍及情绪障碍的评分显著改善，而耳鸣的响度匹配则无变化。睡眠改善可能的机制之一是，迷走神经作为自主神经系统的主要成分之一，有着广泛的传入和传出通路，通过神经－内分泌轴对个体生物节律的调控及内环境稳态的维持起着至关重要的作用；可能机制之二是，对于长期耳鸣且经多种治疗措施获益不多的患者，一种新的、无创的且耐受性良好的治疗措施有心理期待及安慰剂作用。研究结果同时提示 VNS 技术可使耳鸣患者的焦虑障碍有显著改善。因为睡眠障碍与焦虑障碍的改善，患者对耳鸣的总体感受获得显著改善。

认知行为治疗及刺激迷走神经治疗，均已在其他疾病的干预中发挥重要作用，至今未能广泛用于耳鸣的干预，原因之一是疗程较长，影响了患者接受治疗的顺从性；其二是，远期疗效尚需要更多的研究证实。但初步应用的效果显示非药物干预有着较好的应用前景。

耳鸣与睡眠障碍的科普

24. 耳鸣的预防

避免噪声损伤

已经被充分认识到的危害性噪声有：战场的枪炮声、打靶、射击、鞭炮等声音，因声强通常超过 100 分贝，受伤耳瞬间即可感受到强烈的耳鸣及听力损失，纯音听力测试可显示高频听力损失为主的感音神经性聋，这类听力损失通常难以恢复，耳鸣通常也会持续，因此避免噪声损伤至关重要。射击、打靶时鼓励戴防护耳塞，远离鞭炮。尚未引起广泛注意的是日常生活或工作场所的噪声，如在电脑城、卡拉 OK 厅未使用听力保护装置。久而久之，暴露在嘈杂的声音中会损害耳朵的神经，导致听力损失和耳鸣。如果你使用链锯，或者是一名音乐家，在使用噪音大的机器或使用火器（尤其是手枪或猎枪）的行业工作，一定要戴耳听力保护装置。

把音量关小

长期暴露在扩音音乐环境中而不保护耳朵或通过耳机听高音

量的音乐会导致听力损失和耳鸣。

注意心血管健康

有规律的运动，合理的饮食和采取其他措施来保持心血管健康可以帮助预防与血管疾病有关的耳鸣。

生活方式的管理

耳鸣虽然不容易轻易消除，然而，有些人习惯它后，就不再像一开始那样注意到它。对许多人来说，某些调整可以减轻症状带来的困扰。以下这些建议可能会有所帮助：

（1）避免可能的刺激物：减少接触可能使耳鸣加重的东西，包括咖啡因和尼古丁。

（2）保留掩盖噪音：在安静的环境中，风扇、轻音乐或低音量的电台静电可能有助于掩盖耳鸣的噪音。

（3）管理压力：压力会使耳鸣加重。压力管理，无论是通过放松疗法、生物反馈还是运动，都可能使压力得到一些缓解。

> 在许多情况下，耳鸣是无法预防的结果。然而，一些预防措施可以帮助防止某些类型的耳鸣发生。

25. 睡眠障碍的预防

> 想要睡个好觉，需要掌握这些常识与技巧。

睡眠常识

感官刺激与改善睡眠质量

来自视觉、听觉与嗅觉的刺激对睡眠质量有怎样的影响呢？卧室的基本要求，温度适宜（22 ～ 25 ℃）、隔声、隔光，没有难闻的气味。窗外沉沉的夜色与卧室的黑暗，是日落而息的良好暗示，同时，白天走出办公室晒晒太阳，与夜的静谧黑暗形成鲜明对照，有利于机体形成顺应大自然节律的条件反射，对于保持良好睡眠非常重要。相反，如果睡眠时间里卧室灯火通明，白天从不出门见阳光，则机体很难分辨何时合适入睡。关于隔声与隔光对于自然睡眠的重要性前面已经谈到。那么，气味对睡眠有怎样的影响呢？卧室里有舒适香味的物质可以使人安然入睡，而如果卧室里散发着臭鸡蛋味，则不仅难以入睡，而且有可能做噩梦。原因可能是嗅觉和与做梦有关的脑组织之间存在联系。

关于做梦，受关注很多的几个问题

临床上，耳鸣患者抱怨和担忧很多的问题是：我睡得不好，总做梦。显然是把做梦当作没睡好的直接证据。而事实上，做梦正说明睡得很熟，只不过，在做梦的时相结束后就醒来，如果醒来后又去对梦境加以回忆和琢磨，次日多半就对昨夜的梦记忆深刻了。

①做梦可以帮助大脑储存记忆吗？是的！虽然关于睡眠状态下做梦尚有许多值得研究的地方，但部分研究者认为梦可以帮助你保存记忆、解决问题和管理情绪。

②某些药物会导致噩梦吗？

是的！一些药物会影响中枢神经系统，引起噩梦。这些药物包括抗抑郁药、麻醉剂和安必恩等安眠药。

③女性比男性更多梦吗？

是的。在睡眠研究中，女性比男性更容易做噩梦。不过，目前还不清楚到底是女性比男性更善于回忆梦境，还是女性实际上做噩梦的次数更多。

④梦意味着什么，医学上能解释吗？

梦境意味着什么是很难解释清楚的。有些梦看起来很简单，表现出你对某人的感觉或者你的压力有多大，但是其他的就比较棘手了。尽管有很多关于梦的书籍，但是梦没有放之四海而皆准的含义。

⑤会有人不做梦吗？

错！每个人都会做梦，尽管你可能并不总是记得。梦境通常会在早上消失，所以通常你都想不起来自己做了什么样的梦。

⑥人们只在快动眼睡眠时做梦？

错。在打盹的时候，人们在两种基本状态之间循环：快速眼动睡眠（REM）和非快速眼动睡眠（non-REM）。梦在这两种状态下都会发生，但睡眠研究表明，在 REM 期间，人们的大脑活动更活跃，梦也更生动。

⑦睡眠姿势影响健康吗？

关灯准备睡觉了。你是仰卧、侧卧还是俯卧？虽然还没有强有力的科学研究将你的睡姿与背痛、打鼾、性格、夜间醒来的频率等联系起来，但有一些已经被注意到的有趣的联系。比如，因腺样体肥大而影响呼吸顺畅的儿童，常常俯卧。

饮食与睡眠

不喝酒

喝酒它会让你昏昏欲睡。但几小时后，当你的身体处理酒精时，它会让你醒来。喝几杯酒之后，你的睡眠质量会受到影响。

不抽烟

如果你已经是一个吸烟者，而且你想要睡个好觉，尽量不要在临睡前吸烟。和咖啡因一样，烟草也是一种兴奋剂，会让你无法入睡。和你的医生商量永久戒烟的方法。

多吃富含色氨酸的食物

我们都听说过温牛奶能让我们进入梦乡。乳制品含有色氨酸，这是一种促进睡眠的物质。其他好的食物来源包括坚果和其种子、香蕉、蜂蜜和鸡蛋。

适当满足你对碳水化合物的渴望（一点点）

富含碳水化合物的食物可能会有所帮助。所以一些好的夜宵可能包括麦片和牛奶，坚果和饼干，或者面包和奶酪。注意适量。

睡前吃点零食

如果你有失眠，在你的胃里有一点食物可能有助于你的睡眠。喝一些牛奶可能也有帮助。但是要吃少点。一顿大餐会加重你的消化系统的负担，让你感到不舒服，无法入睡。

限制高脂肪的食物

研究表明，经常吃高脂肪食物的人会增加体重，他们的睡眠周期会被打乱。为什么?暴饮暴食会刺激消化，导致晚上上厕所。

小心隐藏的咖啡因

晚上喝杯咖啡可能会影响睡眠，这并不奇怪。但是不要忘记那些不太明显的咖啡因来源，如巧克力、可乐和茶。即使是无咖啡因咖啡也会有这种痕迹，但这还不足以成为一个问题。为了得到更好的睡眠，在睡觉前4~6个小时从你的饮食中去除所有的咖啡因。

注意避免油腻、辛辣的食物

饱腹躺下会让你不舒服，因为当你睡觉时消化系统工作会减慢，它也会导致胃灼热，就像辛辣的食物一样。如果你暴饮暴食，至少在睡前4小时内结束进食。

避免在睡前喝大量的水

这样可以避免在夜间频繁上厕所。

保持良好睡眠的其他技巧

①培养睡眠情绪，睡觉前放松一下：睡觉前开始放松，不要开强光灯，不要进行紧张的谈话或活动。所有这些都会使入睡变得困难。

②看医生：有时失眠是自然的。你生活中的一件大事，也许是好的也许是坏的，都可能会导致失眠。如果这种情况时有发生，可能没什么好担心的。如果睡眠问题开始改变你的情绪和工作习惯，可能是时候和你的医生谈谈了。如果问题持续1个月或

更长时间，那就更要跟医生沟通，帮助你找出为什么你有睡眠问题，下一步该做什么。

③褪黑素：这种激素告诉你的身体何时睡觉，何时醒来。一些研究表明，补充褪黑激素可以缓解时差和入睡困难等睡眠问题。在大多数情况下，健康的成年人如果只服用几周或几个月的褪黑激素是安全的，试着在睡前 2 小时内摄入 1 ～ 3 mg 褪黑素。

当您入睡后身体会发生哪些变化？

你从非快速眼动睡眠开始，大部分休息时间都在那里度过。它开始时很轻，处于"N1"阶段，然后移动到较深的"N3"阶段。在这一过程中，你的大脑对外部世界的反应越来越慢，醒来也越来越困难，你的思维和大部分身体功能都会慢下来。在"N2"阶段，你的睡眠时间大约是正常夜晚睡眠时间的一半，科学家认为这一阶段你会将长期记忆存档。

快动眼睡眠期

这个阶段之所以得名，是因为你的眼睛在眼睑后面来回扫视。在这个阶段你做梦最多，你的脉搏、体温、呼吸和血压会上升到白天的水平。你的交感神经系统，对于像"战斗还是逃跑"这样的自动反应变得非常活跃，然而你的身体几乎保持静止。

睡眠周期

你通常一晚上要经历 3 ～ 5 次所有的睡眠阶段。"N1"阶段可能只有几分钟，但随着新周期的到来，这个阶段会变长，达到半小时左右。"N3"阶段则随着新周期的增加而缩短。如果你因为某种原因失去了快速眼动睡眠，你的身体会试图在第二天晚上弥补。科学家们不确定这其中的任何目的。

体温的变化

当你在睡前昏昏欲睡时，体温会下降几度，而在你醒来前2小时左右，体温最低。在 REM 睡眠中，你的大脑甚至会关闭体温计，这时你卧室里的冷热对你的影响更大。一般来说，凉爽的房间有助于你睡得更好。醒来时做几个俯卧撑或慢跑会提高体温，让你更加清醒。

呼吸的变化

当你进入深度睡眠时，你的呼吸速度会变慢，呼吸的节奏会更有规律。当你进入快速眼动阶段，你的呼吸变得更快，变化更多。

心率

深度非快速眼动睡眠会降低脉搏和血压，让你的心脏和血管有机会休息和恢复。但在快速眼动期间，这些比值会回升或变化。

大脑的活动

当你闭上眼睛，开始进入非快速眼动睡眠时，你的脑细胞从白天的活动水平开始稳定下来，并开始以一种稳定的、更有节奏的模式活动。但当你开始做梦时，你的脑细胞会主动地、随机地放电。事实上，在快速眼动睡眠中，大脑活动看起来与你清醒时相似。

机体的修复时间

在深度睡眠中，你的身体会修复肌肉、器官和其他细胞，增强免疫系统的化学物质开始在血液中循环。当你年轻健康的时候，你每晚大约有五分之一的时间处于深度睡眠状态——如果你睡眠不足，你会睡得更多。但是当你超过 65 岁的时候，这个数字可能会下降到零。

脑干

这个区域在睡眠的许多方面起着关键作用。它与另一个大脑结构——下丘脑对话，帮助你入睡和醒来。它们一起产生一种叫 GABA 的化学物质，能使"兴奋中枢"平静下来，使你无法入睡。在快速眼动睡眠期间，脑干会发出信号，暂时麻痹肌肉，使身体、手臂和腿动起来。这阻止你实现你的梦想。

体内激素的改变

当你睡觉时，你的身体会产生更多的荷尔蒙，而其他的激素分泌则会减少。例如，生长激素水平上升，与压力相关的皮质醇下降。一些科学家认为，失眠可能与身体的荷尔蒙生成系统有关。此外，睡眠不足会扰乱控制饥饿感的激素水平——瘦素和饥饿激素，从而改变你的食量，使你增重。

特殊职业者日常工作对睡眠的影响

空中交通管制员在工作时打瞌睡的新闻显示了轮班工作的困难。即使生命危在旦夕，对一些人来说，整晚保持警惕也是一个挑战。这是因为他们体内的生物钟——有时被称为昼夜节律，可能与他们的时间表不同步。轮班工作打乱了这种循环，许多人难以适应。

互联网也创造了对轮班工人的新需求

网络管理员确保基于 web 的服务每周 7 天，每天 24 小时对用户开放，这样您就可以随时购买书籍、下载音乐或浏览 WebMD。所有这些轮班工作的不利之处是，与过去几十年相比，劳动者更缺乏睡眠。这是有风险的。

制造业依靠轮班工作来避免工厂停工和最大化生产力

但这是有代价的。与非轮班工人相比，轮班工人在工作日的睡眠时间明显少于 6 小时。昏昏欲睡或疲惫不堪的员工会增加工伤的风险。睡眠不好还会导致高血压、糖尿病和抑郁症。

如果你的老板脾气暴躁，那么睡眠不足可能就是原因之一。高级经理要应对监督团队的压力，他们经常要投入大量的时间。研究表明，工作时间越长，睡眠越少。一项调查发现，睡眠不好和对工作的不满有直接联系。

24 小时有线新闻的出现为轮班工人创造了一个全新的领域。记者、制片人和摄像师整夜提供现场新闻报道。随着越来越多的行业实行 24 小时工作制，对轮班工人的需求也在增长。现在有 1500 多万美国人在晚上或其他不规律的时间工作。

医院护士的工作执行轮班制。为了给患者提供持续的护理，许多护士也要工作很长时间。研究表明，在 12 小时轮班的最后 4 个小时里，轮班者往往不那么警觉，注意力也不那么集中。这引起了人们对与公共卫生和安全有关的工作的特别关注。

倒班工人并不是唯一失眠的人。一些金融分析师专门研究外国市场，如欧洲或亚洲。由于时差的关系，关注这些市场可能需要加班。成功的专业人士也倾向于长时间工作。根据工作－生活政策中心（center for work－life policy）的数据，62% 的高收入者每周工作超过 50 小时，10% 的人每周工作超过 80 小时。

为了日夜保护和服务市民，许多警察部门实行轮班制。这确保了 24 小时的覆盖范围，而不会在节假日或最糟糕的时间挑出一些官员来工作。但是轮班也有自己的挑战——不可能适应任何一个时间表。在白班和夜班之间切换比在白班和下午班之间切换更有问题。

医学院的学生可能已经习惯了为了考试而加班复习功课，但是通宵学习并不会在毕业时结束。作为中级医院工作人员，一些住院医生可以连续 24 小时在医院内部工作。（建议工作结束之后至少休息 14 小时。）研究表明，在长时间轮班后，住院医生发生车祸的可能性是普通医生的两倍。他们在诊断患者疾病时也更容易出错。

驾驶商用飞机的飞行员在跨越多个时区时会面临不规律的工作时间、长时间的轮班和时差反应。为了避免飞行员疲劳，联邦航空局严格遵守飞行时间和休息时间的规定。在完成飞行前的 24 小时内，飞行员必须至少有 8 小时不间断的休息。

新生婴儿的父母。当新生儿每隔几个小时醒来时，父母们很难获得充足的深度睡眠。一项研究发现，新妈妈们一晚上大约睡 7 个小时，但睡眠分散，不能提神。幸运的是，这种情况通常会在婴儿 16 周大的时候得到改善。

长期以来，卡车司机一直在夜间上路，这既避免白天的交通拥挤，又是为了适应紧张的交货时间表。但在这项工作中，睡眠不好的后果是有据可查的。在美国，道路交通事故是与工作相关的死亡的首要原因，而昏昏欲睡的驾驶员往往是一个因素。

当工作时间表与身体的自然昼夜节律相冲突时，人们被迫在感到警觉的时候睡觉，在感到昏昏欲睡的时候工作。还会面临倒班睡眠紊乱的风险。症状包括失眠、疲劳、易怒、警觉性下降和注意力不集中。轮班工人也更容易患胃病和心脏病。

晚上工作的小贴士

适应轮班工作的最好方法是坚持同样的时间表，即使是在周末。如果这是不可能的，你更可能感到疲劳。上夜班时，有一些策略可以帮助你保持警惕，如试着与他人合作而不是独自一人；在你的工作开始时喝一杯含咖啡因的饮料；在休息的时候四处走走或者做些运动；如果可以选择小睡，那就试一试吧。

何时寻求帮助

如果你有与工作相关的睡眠问题至少有 1 个月了，而且这些问题已经影响了你的家庭或工作生活，那么睡眠专家可能会有所帮助。通过评估可以发现潜在的原因，包括身体状况、情绪问题、药物滥用、药物治疗或不良的睡眠习惯。如果存在倒班睡眠障碍，医生可以根据你的个人健康历史和不良反应的风险来判断处方药物是否安全合适。

白天睡眠小贴士

虽然大多数人觉得白天很难入睡，但有一些方法可以帮助他们。下班回家的路上，戴上墨镜，远离阳光。让你的卧室尽可能的黑暗，或者戴上眼罩。使用耳塞来屏蔽白天的噪音。创造一个就寝仪式，如阅读或洗澡，向你的大脑发出该睡觉的信号。

梳理导致失眠的常见原因

重大生活事件：出现导致压力异常大的事情有时难以避免，如车祸或失业，会在晚上把你吵醒。随着你逐渐适应这种情况，这些影响应该会逐渐消失。如果你的睡眠问题在严重的生活事件后持续一段时间未得到改善，请咨询你的医生，药物和谈话疗法可能会有所帮助。

日常问题：日常事务上的烦恼也会影响你的睡眠。我交电费了吗？我的财产税这个星期到期吗？明天轮到我合伙用车吗？待办事项清单可以让你保持在正轨上，减少压力。这可能意味着更好的睡眠。

卧室环境：卧室又热又闷吗？你的床上有篮球大小的天坑吗？你的伴侣打鼾时是否像河马一样鼻塞？这些事情都会影响你的睡眠。建议找一个黑暗、安静、安全、舒适、凉爽的地方睡觉——15 ～ 22℃刚刚好。

因其他疾病的治疗用药：许多非处方减充血药中含有的伪麻黄碱等兴奋剂会干扰你的睡眠。还有其他的因素，如治疗过敏、心脏病、高血压、多动症和帕金森氏症的药物。如果你认为调整或改变药物会影响你的睡眠，请与你的医生谈谈。

疾病及身体不适：关节炎和背痛会把你吵醒。过敏和哮喘可能会干扰你晚上的呼吸。频繁咳嗽会让人无法安睡，帕金森病会导致身体运动扰乱睡眠。当你治疗你的疾病时，可能也会改善你的睡眠问题。

更年期：如果你是女性，你的经期在中年左右自然停止，你的身体慢慢停止分泌黄体酮和雌激素。这通常会引起潮热，肾上腺素的激增会提高你的体温，让你出汗。这会让你醒来，有时每晚会醒来很多次。你的医生可能会给你开一些激素或其他药物来缓解这些不适，帮助你入睡。

睡眠呼吸暂停：会让你在熟睡中因为呼吸暂停而醒来，有时一晚上会醒来很多次。虽然你可能不记得了，但你可能会因为缺乏睡眠而第二天昏昏沉沉、郁郁寡欢。体重超标有时会导致睡眠呼吸暂停，但还有其他原因。医生可以检查你是否有这种病，并帮助你管理和治疗它。

打盹：中午小睡 20 分钟有助于提高你的注意力和运动技能，特别是当你感到累的时候。但是在下午晚些时候或者晚上正式睡觉前小睡会让你很难在夜里保持睡眠。这会导致一个不健康的循环，打乱你正常的睡眠规律，让你在第二天想要再睡一会儿。

原发性失眠：有时候你在夜里醒来并没有明显的原因，这叫作原发性失眠症。可能是你的大脑在应该睡觉的时候更警觉——

太警觉了。这可能是由于大脑的一些生理差异引起，也可能是与你的基因有关。这种失眠有明显的个体差异，到底哪个因素占主导尚不确定，是有待深入研究的问题。

焦虑和抑郁：如果每天的事情让你比平时更担心，你可能患了某种形式的焦虑症，这种担心会打断你的睡眠。患有双相情感障碍和其他情绪障碍的人也会有睡眠问题，包括半夜醒来。应及时和你的医生深入沟通，找到正确的治疗方法。

失眠的医学原因

也许你经常在外面待到很晚，因为你喜欢参加聚会，或者你习惯在办公室一直工作到凌晨，以便在工作中领先。以上这些都不是失眠的例子。失眠症是指即使你想入睡也无法入睡，或者你无法将熟睡状态保持足够时间，导致主观上感觉睡不好，日间很疲劳、很痛苦，记忆力下降。这样的状态每周超过 3 天，连续 3 个月即为失眠。

压力：像失业或爱人去世这样的事情经常会导致一些不眠之夜出现。你的医生可能会称它为急性失眠症，一般它会在几个晚上后自行消失。而长期的焦虑、焦虑障碍、恐慌症和创伤后应激障碍会导致慢性失眠，后者更为严重。

作息时间不规律：混乱的生物钟会让你在该睡觉的时候睡不着。也许这是睡眠时间不规律，倒时差，通宵工作，或者为了工作而轮班的结果。有些人因为昼夜节律不同，与正常活动不同步，所以他们很难在"正常"时间睡觉。

精神心理疾病：当一个人一半以上的时间存在精神心理问题时，失眠是必然的。抑郁症患者更容易出现睡眠问题，包括失眠。焦虑、躁郁症和强迫症患者也是如此。睡眠受到影响的方式可以为疾病类型提供线索。在因失眠寻求帮助后被诊断为精神障碍者并不罕见。

老年痴呆：伴随着记忆的丧失，阿尔茨海默病和其他形式的痴呆症会使一些人感到不安，虽然你通常会期望他们睡觉，但是他们会变得焦躁不安。它被称为"日落综合征"或"日落病"。这个人可能会在睡觉前感到困惑、焦虑、不安或好斗，开始踱步、摇摆，甚至走神。有时这种行为会消失，但有时会让他们整晚睡不着。

疼痛：无论是关节炎、慢性背痛、纤维肌痛、癌症还是其他疾病导致的疼痛，都能阻止你平静地入睡或打断你的休息。更复杂的是，失眠还会使疼痛加剧，形成一个循环。你可能需要把症状和背后的疾病分开来处理。

瘙痒：牛皮癣和湿疹会使你的皮肤严重灼伤和发痒，这是你所能想到的，再多的数羊也不会让你分心，如果真的睡着了，你可能会抓得很厉害，再次把你吵醒！幸运的是，你可以做一些事情来舒缓你的皮肤。如果你不知道是什么引起的瘙痒，最好去看医生。

帕金森病：患有这种疾病的人往往比同龄的人睡得少。它会干扰大脑和神经信号，患者更有可能出现睡眠呼吸暂停和起床小便。这种情况似乎也扰乱了重要的快速眼动睡眠阶段。相关的焦虑和抑郁也会导致睡眠问题。但是帮助睡眠的药物可能会给一些帕金森患者带来额外的困惑。

失眠的不良影响

缺乏睡眠会让你变得喜怒无常、易怒、焦虑和抑郁。想要想清楚或者记住一些事情也会变得更加困难。你更有可能在你的车里或其他地方发生事故，伤害自己或其他人。失眠还与肥胖、高血压、糖尿病和心脏病等疾病有关。

可以这样获得改善

为了让你的睡眠周期步入正轨，从你的卧室开始，它应该是黑暗的、安静的、安全的、舒适的、凉爽的。避免咖啡因，即使在正常剂量下，它也会导致失眠。可以考虑在睡觉前洗个热水澡、阅读或做些轻微的伸展运动。在一天的早些时候锻炼，避免吵闹的活动和困难的讨论，以及油腻的食物。

关于耳鸣的医学科普可参考"中山三院耳科学""耳鸣之光"等耳鸣微信公众号。

耳鸣诊疗的经典病例

慢性耳鸣的治疗之所以棘手，是因为迄今为止尚无能让耳鸣消除的办法。患者的困扰因耳鸣声而起，但又不仅限于耳鸣声，常常同时伴有睡眠障碍、焦虑、易怒、抑郁等情绪障碍。因此，治疗的着力点，除了消除耳鸣，还可以从改善睡眠障碍、改善情绪障碍等方面入手。其中任何一方面得到改善都可减轻患者的痛苦程度，帮助患者摆脱耳鸣困扰。

病例一　以耳鸣为第一主诉的梅尼埃病：长期被忽视的真相

患者女性，40 岁，公司文员。右耳鸣 3 年余，自觉耳鸣时好时坏，有明显波动，但无自觉听力障碍，亦无听力测试记录，就诊时右耳鸣加重 3 天，并自觉右耳闷堵。无眩晕发作史。定期体检，各项指标显示身体健康状况良好，家庭关系和睦，经济状况好。

　　耳科及听力学检查：外耳及鼓膜未见异常，纯音听力测试显示右耳低频下降型感音神经性聋，左耳各频率阈值≤20 dBHL。声导抗测试双耳鼓室、外耳道容积及声顺值正常范围。双耳各频率镫骨肌声反射可正常引出（图5）。耳鸣匹配：频率250 Hz，响度5 dBSL。耳鸣严重程度评价：视觉模拟尺度（visual analog scale，VAS）评分6分，耳鸣残疾量表（tinnitus handicap inventory，THI）评分48分。根据听力测试结果，给予甲磺胺倍他司汀12 mg tid，金纳多80 mg tid，2周后耳鸣减轻，复查听力，右耳听力恢复正常。建议继续以甲磺胺倍他司汀12 mg tid巩固治疗2周，但患者感觉症状消失且无任何不适而自行停药。

　　2个月后患者以再发耳闷堵感、眩晕、耳鸣就诊。复查听力显示：750 Hz及1000 Hz听力较首次诊断时下降10 dBHL，其余频率与前次重叠。患者本次就诊有家人陪同，家人告知患者经常熬夜打理网店业务，凌晨2点后就寝是常态，有时就寝后很难快速入睡。耳鸣匹配：频率250 Hz，响度5 dBSL。VAS评分7分，THI评分52分，PSQI评分9分。干预措施的改进：甲磺胺倍他司汀12 mg tid 1个月，金纳多80 mg tid 2周，氯硝西泮1 mg qn 2周，并建议患者在家人的督促下改进作息时间。治疗1个月后，复查听力恢复正常，偶尔耳鸣，为一过性，未再因耳鸣而就诊，随访5年，每年复查一次听力，未再发现听力下降。

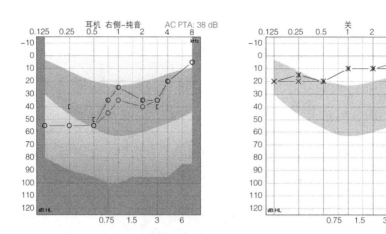

图5　右耳低频型感音神经性聋，耳鸣加重时中频听力波动

本例特点及诊疗过程的经验教训：①虽有明显的低频听力损失，但患者始终只有耳鸣主诉，在就诊被问及时仍然坚持没有听力障碍，因此耳鸣发生之初忽视了可能存在的听力损失，因此未得到及时而规范的治疗。②第一次来我院就诊时，忽略了对于患者作息不规律及睡眠障碍的问诊，因而未能给予及时的生活指导和干预。第二次发生低频听力波动时补充了相关信息并给予了评估和干预，因而得到满意的远期疗效。

病例二　时差，不可小视的耳鸣加重因素

患者男性，55岁，企业高管。双耳鸣15年，嘈杂环境有时会听不清，安静环境可正常交流。近2年内耳鸣越来越干扰工作且影响睡眠，因此多次在多家医院求医，患者有时被告知耳鸣很难治，诊疗过程中尝试过多种方案，但每种方案坚持用药不到一

周即放弃。其中两次经过口服卡马西平治疗后明显好转，出差后加重。经过仔细问诊得知：患者每月出差时因作息时间变化均会导致耳鸣加重。耳科检查：两侧外耳及鼓膜未见异常。纯音听力图：双耳高频缓降型感音神经性听力障碍（图6）。耳鸣匹配：频率4 kHz，响度6 dBSL。VAS评分8分，THI评分54分，PSQI评分13分。耳鸣掩蔽曲线为汇聚型。干预措施：卡马西平100 mg bid 2周，100 mg tid 4周，100 mg bid 2周；耳鸣掩蔽治疗每天两次，每次10分钟，持续1个月；去没有时差的地区出差时，尽量保证作息时间与平时一致。坚持3个月后患者耳鸣明显减轻，VAS评分4分，THI评分36分。

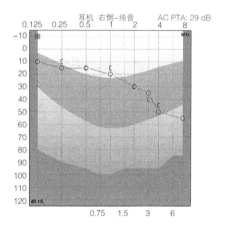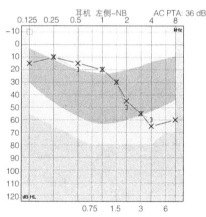

图6　双耳高频缓降型感音神经性聋

本例特点：①从掩蔽曲线类型看，属于易于通过掩蔽治疗获益的类型，而且服用卡马西平有效，属于预后乐观的类型，可是患者多次辗转就医过程中有时被告知耳鸣很难治疗，因而对多种方案浅尝辄止。②因工作需要患者经常出差，不规律的作息时间干扰了耳鸣疗效，纠正后即获得耳鸣的满意改善。

病例三　睡眠障碍及治疗不规范均为耳鸣预后不良的常见影响因素

患者女性，58 岁，中学老师。双耳间断耳鸣数年，因既往耳鸣时隐时现，没引起重视，因此具体发病时间记不清，大约 8 年，加重 1 年，自诉因耳鸣加重而导致入睡困难、早醒，白天精力不济。无自觉听力障碍，5 年前听力检测结果双耳各频率纯音听阈正常范围，声导抗测试鼓室图正常，各频率镫骨肌声反射可正常引出。服用金纳多 80 mg tid 和甲钴胺片 500 μg tid 2 周，耳鸣缓解，但时而可闻及，不为耳鸣所困扰，结束治疗。一年前因家庭关系烦恼，睡眠质量差，入睡困难并早醒，耳鸣加重，无自觉听力障碍，未接受复查听力的建议，服用乌灵胶囊 3 片 tid 及氯硝西泮 1 mg qn，2 周后耳鸣减轻，睡眠障碍改善。因患者顾虑"是药三分毒"并且担心产生药物依赖，未征求医生意见自行停药。停药一周后，又感觉耳鸣加重，入睡困难，未征求医生意见，按照自己的想法隔天服药一次，4 周未获得明显好转。为了避免西药的不良反应，转而求助于中医，要求行中草药＋针灸治疗，但因往来医院时间上有困难，针灸只坚持了 5 天，未获得理想的效果，犹豫 3 个多月后辗转到我院耳鸣门诊，同意接受系统的听力检查及耳鸣评估。结果显示：与 5 年前的听力曲线比较，患者双耳高频区听力较前下降，高刺激率 ABR 提示双侧脑干供血不足，耳鸣匹配 4 kHz，6 dBSL，THI 48 分。耳鸣掩蔽曲线重叠型。PSQI 评分 9 分。

针对患者就诊经过及本次检查情况制定如下方案：金纳多 80 mg tid 2 周；乌灵胶囊 3 片 tid 2 周，氯硝西泮 2 mg qn 4 周，睡眠改善后改为 1 mg qn 4 周。治疗 1 个月后复查听力，双耳高频听力改善，但仍未达到正常水平，耳鸣已减轻。治疗 2 个月后复查 THI 评分 32 分。继续予氯硝西泮 1 mg qn 巩固治疗 4 个月。期间治疗 3 个月时查血常规及肝功能均在正常范围，患者未感觉不适。治疗 6 个月后结束治疗。随访 4 个月，患者未再感觉耳鸣困扰。

本例特点：①睡眠障碍及耳鸣加重的诱因来自家庭关系的烦恼。②耳鸣加重后治疗失败的原因来自患者对于西药的偏见，患者未遵照医嘱规范治疗，且因无自觉听力障碍而拒绝复查听力。③本次复查听力较 5 年前出现高频下降，且脑干供血不足，可能是耳鸣加重的原因，也可能是长期睡眠不足的结果。因此仍然建议患者密切关注听力变化。④患者最终愿意接受规范治疗，得益于疗程开始前的充分沟通及中途血常规、肝功能的检查排除患者顾虑。最终获得满意疗效。

病例四　静脉滴注利多卡因对于部分患者可取得理想疗效，但最佳剂量及疗程有待探讨

患者女性，54 岁，麻醉科医师。突发左耳聋 70 天，发病时伴

有明显眩晕，外院治疗后听力部分恢复，已无眩晕，但持续耳鸣，听大声难受，耳鸣已严重干扰睡眠，突发耳聋之前睡眠质量满意。听力变化情况如图 7。耳鸣匹配 6 kHz，10 dBSL，耳鸣掩蔽曲线汇聚型，THI 评分 58 分，VAS 评分 8 分，PSQI 评分 14 分。患者目前主要诉求是减轻耳鸣声响及听大声难受感。经病史询问及心电图检查排除禁忌证，使用生理盐水 250 mL + 利多卡因 0.2 g 静脉滴注（全程心电监护），原突发性聋治疗方案中口服药物甲磺胺倍他司汀、甲钴胺片、银杏叶制剂继续延用。利多卡因注射前 3 天，耳鸣明显减轻，自诉 VAS 评分 3 分，睡眠明显改善，第 4 天开始感觉效果不如前 3 天，第 6 天患者自行将利多卡因增加到 0.3 g，又可

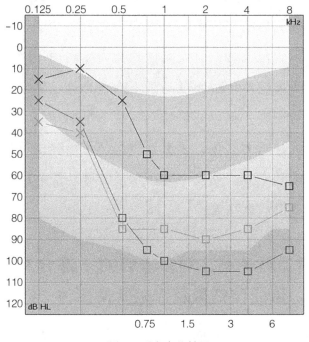

图 7　听力变化情况

获得明显的耳鸣改善。0.3 g 利多卡因剂量持续 5 天，共计 10 天后结束治疗，耳鸣减轻并且稳定，VAS 评分 3 ～ 4 分，THI 评分 30 分。复查纯音听力，中高频区较前改善 15 ～ 20 dB。

听力阈值由高到低依次是：突发耳聋第 3 天（治疗前）及住院治疗后测试结果，可见中高频听力改善，利多卡因治疗 10 天后，听力进一步改善。

本例特点及思考： ①患者突发极重度感音神经性聋，发病初期已伴有明显耳鸣，但因严重的听力障碍和眩晕而未对耳鸣予更多关注，而在眩晕得到控制，听力部分改善后开始持续关注耳鸣困扰。②利多卡因为治疗耳鸣的经典药物，然而始终未能在临床普及开来。首先因为其禁忌证和不良反应，用药时在心电监护下才能确保安全，限制了普通门诊的应用，其次需要缓慢静脉滴注，耗时久多数耳鸣患者难以接受。而最佳剂量是多少？是否需要在治疗过程中递增？如何递增？这些问题也未得到解决。本例患者自己是麻醉科医生，疗程后半段自行增加剂量，给这个方案提供了启示和思考，但因为没有相关指南，难以借鉴用于其他患者，所以利多卡因治疗耳鸣的最佳剂量及疗程有待更多的临床实践去探索。本例为使用利多卡因疗效良好的患者，而多年的临床实践发现，大约 30% 的患者使用利多卡因会导致耳鸣加重，利多卡因的疗效到底与哪些因素有关亦有待探索。③关于耳鸣与睡眠障碍，本例从发病时间上可以确定是突发性聋眩晕、耳鸣后导致了睡眠障碍，耳鸣减轻后，患者睡眠障碍随之好转。

病例五　扑朔迷离的体感性耳鸣，抓住病史要点，走出诊断迷宫

患者男性，43 岁，医疗器械的工程师。2006 年 9 月突发心绞痛，先后在左回旋支、左前降支各置入支架 1 枚，此后长期服用拜阿司匹灵（阿司匹林肠溶片）100 mg /d；波立维（硫酸氢氯吡格雷片）75 mg /d；尤佳（阿托伐他汀钙胶囊）20 mg 每晚；合心爽（盐酸地尔硫䓬片）30 mg 2 次 /d。同年 12 月开始左侧耳闷，纯音听力双耳正常范围，耳鸣匹配，未匹配到对应频率。2009 年 10 月，首次感到左耳耳鸣，为高频"咝～咝～"连续声并随脉搏波动。

耳鸣匹配：频率不定。2009 年 12 月以后，一直伴有较重的左耳耳闷。耳鸣主要特点：①波动性耳鸣音变化，响度随心率波动起伏，有节奏感。②发作性：一日之间由轻到重、由重到轻、再由轻到无这样循环反复发作，无明确诱因和规律。严重耳鸣每次持续 30 分钟至 1 ～ 2 小时不等。每日有 1/4 ～ 1/3 时间耳鸣严重，其余时间较轻（能忍受）或没有感觉。大多在午饭、晚饭前后最重（精力较差时段），晚上 8 ～ 10 点以后最轻微（精力较好时段）。2009 年 10 月后，每日发作次数逐渐增多，响度也逐渐增大。2010 年 5 月以后，每日发作次数有所减少，响度也有所减小，但减缓的趋势并不稳定和持续。③体位（感）性：耳鸣与头颈部的体位或按压有明确对应关系。a. 未发作耳鸣时，有些体位可以激发或诱发耳鸣。b. 耳鸣发作时，有些体位可大幅减缓耳

鸣。自感：头、面部肌肉，颞颌关节等运动、牵拉对耳鸣响度有直接的影响。时而因担心在某些体位诱发耳鸣而不敢放松自如睡眠，影响睡眠质量。图 8 是耳鸣与体位的关系。

耳鸣与体位及动作的关系（a 耳鸣发作时）

序号	图示	体位及结果
1		用手指上推左下颌角，耳鸣消失；松开耳鸣继续。
2		按压耳屏前缘附近，耳鸣大幅减缓近消失；松开耳鸣继续。

耳鸣与体位及动作的关系（a 耳鸣发作时）

序号	图示	体位及结果
3		尽力张开下颌并向左歪斜，耳鸣消失；恢复正常位耳鸣继续。
4		咬紧下颌，耳鸣大幅减缓近消失；恢复正常位耳鸣继续。

耳鸣与体位及动作的关系（a 耳鸣发作时）

序号	图示	体位及结果
5		上推左太阳穴附近肌肉，耳鸣减缓或消失；松开耳鸣继续。
6		有时右侧枕睡十多分钟，耳鸣逐渐缓解至消失；恢复正常体位，耳鸣不再有。

耳鸣与体位及动作的关系（a 耳鸣发作时）

序号	图示	体位及结果
7		嘴嚼、吞咽、口腔鼓气、捏鼻子鼓气吹胀耳膜等动作，明显影响耳鸣的响度。
8		★按压双侧颈动脉，耳鸣无任何改变。

耳鸣与体位及动作的关系（b 耳鸣未发作时）

序号	图示	体位及结果
1		水平右转头部至极限，耳鸣被激发。越是接近极限位置，耳鸣响度越大，可达到最大值。头部恢复正常位耳鸣立即消失。
2		张开下颌至某特定位置（约为最大张开值的一半），耳鸣被激发，响度也可达最大值。恢复正常位耳鸣立即消失。

耳鸣与体位及动作的关系（b 耳鸣未发作时）

序号	图示	体位及结果
3		用手向颅内方向压右侧头骨、右前额区域的任一局部时，耳鸣被激发，响度约能达到最大值1/2；压力越大响度越大。松开后耳鸣立即消失。
4		用手掌稍用力揿按左面部上方区域的任一局部，并向下拉动时，耳鸣被激发，响度约能达到最大值1/3。松开后耳鸣立即消失。

耳鸣与体位及动作的关系（b 耳鸣未发作时）

序号	图示	体位及结果
5	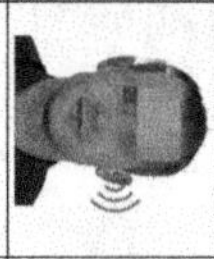	★左侧枕睡十多分钟，耳鸣被诱发，响度可达最大值。恢复正常体位耳鸣不会立即消失，会持续很久。
6	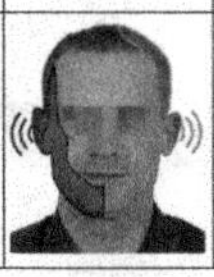	触摸、轻揉面部、耳轮（图示区域，左右不全对称），同侧耳内有与动作同步的低频嗡鸣声，最大约40分贝，大多伴有耳内组织抽搐感。

图 8　耳鸣与体位的关系

耳鸣相关检查：两侧外耳及鼓膜均未见异常，双耳各频率纯音听阈正常范围，耳声发射双耳可引出，听性脑干反应，双耳各波分化及重复性良好，各波潜伏期及波间期正常，耳间差正常。耳鸣匹配，未能匹配到相似频率，THI 评分 50 分，PSQI 评分 13分。颞骨及头颅 CTA，未发现异常血管影，耳周听诊，未闻及异常声响。诊断：体感性耳鸣。治疗措施及疗效：对上述触发点分次行利多卡因局部封闭及针刺治疗，耳鸣明显减轻。

本例特点及思考：①耳鸣的发生与基础疾病及其治疗过程相关，病史听起来复杂，耳鸣发生于心脏植入支架并服用相关药物后，患者自诉发作性、波动性耳鸣，似与心脏节律一致，然而患者感觉耳鸣发作时，检查者亦未能于耳周听到任何声音，CTA 排除了血管性耳鸣。患者感受到的耳鸣与心脏节律一致，有可能与同时伴发心悸或者心律失常有关，容易让医生首先想到血管性耳鸣。②患者自诉的体位相关性耳鸣具有疑惑性，实为头颈部某些部位被触碰时诱发的体感性耳鸣，在其辗转就诊于多家医院时，既未能获得耳鸣的缓解，亦未能获得关于此现象的合理解释，加上患者的特殊身份为医疗器械工程师，对于专业医学知识有着较普通患者更多的了解，但又缺乏相关专科的知识，因而陷入了希望通过自己努力掌握专业知识去解决问题的误区，在日常工作之余，投入大量精力去查阅耳科疾病的资料，使得自己疲惫不堪。③未查及听觉系统病变。详细的听力诊断及耳鸣检查后，未发现听觉系统病变的任何线索，转而根据患者反复提及的碰触某些部位诱发耳鸣的特点考虑为体感性耳鸣，经过相关治疗收到良好效果。④因体感性耳鸣导致睡眠障碍。患者因为耳鸣长期未能得到缓解而陷入焦虑，并为避免某些睡姿（即避免碰触激发点）诱发耳鸣而无法自如放松睡眠，因而导致睡眠障碍。从复杂的病史及症状中抓住关键特点，并经过详细的听力诊断及耳鸣检查最终明确诊断。

病例六　卡马西平治疗耳鸣，用好这把双刃剑

患者女性，45 岁，制衣厂工人。突发右耳聋 3 天入院。入院时右耳极重度聋，仅低频区有残余听力，左下角岛状曲线。入院后行溶栓、改善内耳微循环，营养神经及口服糖皮质激素治疗，发病 10 天后患者感觉听力有明显改善，但被严重的耳鸣困扰，影响睡眠。耳后注射利多卡因可获得数小时的耳鸣减轻。建议患者行卡马西平严重不良反应相关基因 HLA-B *1502 检测，患者回忆曾经因为头痛服用过卡马西平，未发生任何不适，要求

试用卡马西平，住院期间以卡马西平 100 mg bid 服用 3 天，未发现皮炎。入院第 10 天，即发病 2 周后出院，出院带药中拟继续口服卡马西平 100 mg bid 1 周，如效果显著递增为 100 mg tid 1周，根据耳鸣缓解情况减量，并反复交代，如发现皮疹、皮肤瘙痒等即刻停服卡马西平并来院复诊。患者于出院第 11 天，即服用卡马西平 2 周时，发现全身皮肤红疹，以面部及颈部明显，收入皮肤科住院治疗。入院检查，患者全身黏膜未见损害，出现轻度肝功能损害及轻度血细胞计数改变。停用卡马西平，静脉滴注葡萄糖酸钙、维生素 C、地塞米松，口服抗过敏药物，如西替利嗪或者氯雷他定治疗。局部可以使用炉甘石洗剂涂抹，一周后皮肤损伤明显好转，肝功能及血细胞计数恢复正常。

卡马西平作为为经典的耳鸣治疗药物，因所致的严重剥脱性皮炎已引起临床医生的高度重视，也一度限制了其在耳鸣治疗方面的临床应用。基因检测技术的进步，对于有适应证的患者，可以于用药前进行相关基因 HLA-B *1502 检测，对于阴性突变者则可以较好地发挥其在耳鸣治疗中的作用。需要注意的是，卡马西平所致剥脱性皮炎的反应存在 2 ～ 40 天的潜伏期，平均 13 天，90% 严重的皮肤反应发生在服药后的前 2 个月，一般人群中，服药的前 2 个月发生风险为 1/1000 ～ 10/1000，部分患者会因此前服用未发生不良反应而心存侥幸。加上基因检测的费用尚未纳入医保，并且检测尚需 2 周左右获取结果，打击了患者接受相关基因检测的积极性。所幸本例患者在出院前被反复告知，并且能在发生皮疹后得到及时的干预，因而能使病情得到有效控制。

卡马西平用于耳鸣治疗的机制：主要是治疗浓度时能阻断 Na^+ 通道，抑制神经元的重复高频放电，阻断兴奋性神经递质的释放，使神经细胞兴奋性降低，主要用于抗癫痫治疗。不良反应有：①服药初期可出现恶心、呕吐、眩晕，嗜睡、复视和共济失调等不良反应，1 周后可自然消失。从小剂量开始服用，可减轻上述反应。②偶见白细胞减少、血小板减少、再生障碍性贫血及肝肾功能异常。长期使用应定期检查肝功能、血常规和尿常规。成人开始口服 200 ～ 400 mg/d，bid 开始，根据需要，每隔 1 ～ 2 周增加 200 mg/d，逐步改为 tid 或 qid 给药，维持量为 600 ～ 1200 mg/d。疗程最短 1 周，最长 2 ～ 3 个月。

近年来研究表明，奥卡西平在癫痫治疗上较之卡马西平有更好的疗效和更高的安全性，但用于耳鸣治疗尚未见二者疗效比较的报道。奥卡西平在药理特性上，为卡马西平的一种 10- 酮类似物，可起到与卡马西平类似的控制癫痫发作作用，奥卡西平为不具活性特征的前体物质，于肝脏内向单羟基衍化物还原，并经血脑屏障，将电压明显依赖的钠通道阻断，促使表现为过度兴奋状态的神经细胞膜向较稳定状态转变，对神经细胞高频且持续重复放电进行抑制，并使突触传递兴奋的量减少，进而起到控制癫痫的效果。从抗癫痫的作用机制和安全性角度考虑，可以选择奥卡西平作为替代用药。

需要特别提醒的是：卡马西平用于耳鸣治疗是因为目前的研

究认为耳鸣的发生与癫痫有类似机制，治疗效果已得到临床资料验证。然而，迄今为止，尚无任何组织将任何药物归为治疗耳鸣用药，因此使用前需要与患者充分沟通。

附录　耳鸣诊疗的国内外指南及 耳鸣严重程度评估量表

　　主观性耳鸣是患者的主观感受，耳鸣对患者的困扰包含了患者对耳鸣的感知，即感受到耳内有鸣响而并无相应声源，也包含了患者对于耳鸣这一单调、枯燥声音的反馈，即因耳鸣发生带来的恐惧、焦虑、烦躁、易怒、睡眠障碍、工作效率低下、决策能力下降等问题。迄今为止尚无理想的措施对耳鸣的严重程度进行客观检测和评估。

　　随着对耳鸣研究的深入，以及临床资料的日渐积累，业内专家逐渐认识到：耳鸣对患者的困扰，是多因素共同作用的结果，而非单一耳部疾病的影响；通过心理声学手段可以对耳鸣的响度、频率进行匹配，但耳鸣的严重程度与耳鸣的响度并不成正相关；对于耳鸣严重程度的评估，需要涵盖包括耳部病变、听力损失程度、性质、睡眠健康、心理健康的评估；预后的影响因素除了及时有效的医疗干预，尚需要了解患者的生活习惯、工作性质及时间规律、基础健康状况及患病时所能获得的社会支持等，并给予引导和帮助。基于耳鸣的症状、严重程度在不同个体身上的高度异质性，为了让诊疗更加精准、过程更加规范，国内外学者逐步摸索出针对上述各个方面的评估量表、诊疗问卷及诊疗流程。

成功的耳鸣干预，还需要充分的心理咨询和患者教育，患者教育如何开展？面对广大的耳鸣人群，当下的医疗资源无法满足为所有耳鸣患者提供精准完善的医疗干预、咨询和教育，部分患者可以通过相关网站、协会的资源，开展自助式的耳鸣健康教育。新近的指南中给出了患者教育的要点，提供了"专业组织机构和耳鸣患者自救小组"的网址。为了方便查询，摘录其中主要的内容供读者参考。

2009 年，我国专家发表了第一篇关于耳鸣诊断和治疗的指南建议案，在耳鸣的评价中提到试用耳鸣残疾量表，在对症治疗的方法中提出采用催眠疗法等综合措施，但那时尚未提出专门针对睡眠障碍的评价方法和改善睡眠的具体措施。见附录一。

2012 年，中华耳鼻咽喉头颈外科杂志编辑委员会耳科专业组于中华耳鼻咽喉头颈外科杂志发表《2012 耳鸣专家共识及解读》，共提出五项共识。其中，共识三提到耳鸣伴随的失眠、焦虑、注意力下降等情绪和功能障碍，建议通过药物和辅助治疗手段缓解，可减轻耳鸣带来的负面效应，将有助于打断耳鸣形成和加重的恶性循环。共识五提出尽快建立一系列简洁、适用且符合我国国情的评估量表，以便对耳鸣的严重程度和疗效进行评估。

较 2009 年的指南更加明确地关注了耳鸣患者睡眠障碍问题，见附录二。

2014 年，美国于 *Otolaryngology － Head and Neck Surgery* 杂志发表耳鸣临床应用指南（Clinical Practice Guideline：Tinnitus），关于耳鸣干预措施，耳鸣的教育和咨询中明确提到睡眠保健，分析了耳鸣对健康相关生活重量的影响，对耳鸣患者进行教育咨询的要点，可以帮助耳鸣患者自救的专业组织机构和自救小组。总结了失代偿耳鸣患者的消极想法和改变想法的案例，并推荐了认知行为治疗，见附录三。

2019 年 3 月在 *HNO* 线上发表的《欧洲耳鸣多学科指南：诊断，评估和治疗》（*A multidisciplinary European guideline for tinnitus：diagnostics，assessment，and treatment*），指南中提出了六种常用的耳鸣健康相关生活质量评分，耳鸣量表（The Tinnitus Questionaire，TQ）包含情绪障碍、认知障碍、干扰性、听觉和知觉障碍、睡眠障碍和耳鸣引起的躯体不适共六个方面的评估。干预措施中，认知行为治疗受到强烈推荐，见附录四。

附录一　耳鸣的诊断和治疗指南（建议案，摘录）

王洪田　李明　刘蓬　黄治物　胡岢　赖仁淙

参照 2005 年中华耳鼻咽喉头颈外科杂志编辑委员会中华医学会耳鼻咽喉头颈外科分会制定的《突发性聋的诊断和治疗指南

(2005年，济南)》，特制定《耳鸣的诊断和治疗指南（建议案）》，供大家讨论，希望为耳鸣临床诊治提供指导，并在临床应用中不断修正和完善。

诊断原则

应从耳鸣性质、病因、病变部位、定量 4 个方面进行诊断。

1. 耳鸣性质：耳鸣是否为第一主诉，主观性耳鸣还是客观性耳鸣。

2. 病因：尽量从听觉系统、全身 9 大系统、心理 3 个方面采用排除法寻找耳鸣的可能病因，应尽可能避免漏诊严重的疾病，如听神经瘤、桥小脑角胆脂瘤、颅内外血管畸形等。

3. 病变部位：用听力学检查及影像学检查等方法确定耳鸣病变部位。

4. 定量：①耳鸣测试：耳鸣音调和响度匹配、残余抑制、掩蔽曲线、最大不适阈等。②用各种耳鸣量表（如视觉模拟标尺 VAS、耳鸣残疾量表 THQ、焦虑抑郁量表等）进行耳鸣及心理方面的量化评定。

治疗原则

1. 病因治疗：病因明确后积极治疗病因。

2. 早期（3 个月内）原因不明的耳鸣，可酌情按突聋方案治疗：改善内耳微循环药物、糖皮质激素类药物、降低血黏度和抗凝药物、神经营养药物、混合氧或高压氧等。

3. 综合治疗：病因不明确、病因明确但久治不愈、病因治愈后仍遗留长期严重耳鸣者应综合治疗，包括针对耳鸣及相关心理问题的症状治疗和病因治疗，主要是对症治疗。方法包括耳鸣习服疗法、认知疗法、松弛疗法、催眠疗法、掩蔽疗法等。

4. 对伴有严重心理障碍的耳鸣患者，应该请医学心理科或精神科专家会诊，进行心理咨询和治疗，并酌情使用抗焦虑抑郁类药物。

附录二　2012 耳鸣专家共识及解读（摘录）

中华耳鼻咽喉头颈外科杂志编辑委员会耳科专业组

由中华耳鼻咽喉头颈外科杂志编辑委员会主办、上海中医药大学附属岳阳医院耳鸣中心承办的耳鸣专家共识会议于 2012 年 4 月在上海召开。来自全国的 20 余位耳鸣领域专家集中就目前国内所关心的耳鸣相关问题进行了广泛深入的讨论，并达成若干共识。本文对相关共识内容进行详细解读和说明，以利国内同行更清晰地理解和掌握共识内容，深化对耳鸣的认识，推动国内耳鸣临床和基础研究的发展。

共识三　特发性耳鸣需采用综合疗法，治疗的重点是减轻或消除患者与耳鸣有关的不良心理反应，心理疏导是治疗过程中的重要环节。耳鸣病因复杂，目前没有明确有效的治疗方法。尽管我国有关耳鸣治疗的临床研究文献数量众多，但绝大多数没有采用双盲法进行随机对照研究，也没有统一的疗效判定标准，结论多不客观和可靠，文献质量亟待提高。与会专家均认可在目前特发性耳鸣病因不清、缺乏明确治愈手段的情况下，对患者应采用耳鸣综合疗法（tinnitus combined management，TCM）。耳鸣综合疗法包括耳鸣咨询、声治疗及其他治疗措施（如药物、认知行为疗法、手术、经颅磁刺激等有助于减轻耳鸣伴随症状的对症治疗），目的在于缩短耳鸣的适应时间。Jastrebof 倡导的耳鸣 TRT治疗中，以耳鸣咨询和声治疗为框架，通过咨询降低和消除患者对耳鸣的恐惧和错误认识，声治疗则用于消除边缘系统和自主神经系统与耳鸣感知中枢之间的反射弧，实现对耳鸣的适应。二者共同的目的是弱化耳鸣相关的神经兴奋性，减轻其带来的不良心理反应。Henry 等则提出了耳鸣序贯治疗（progressive tinnitus management，PTM）模式。这一模式根据耳鸣患者病情的轻重分为 5 个相应的治疗阶段，分别为：病例初筛、听觉评估、群体宣教、耳鸣评估和个体化治疗，以便于耳鼻咽喉科医师、听力师和心理医师协同对各种耳鸣患者实施针对性的治疗。但这些治疗模式的操作实施与我国医疗现状之间尚有一定距离。参加共识讨论会的专家认为，通过耳鸣综合疗法多数特发性耳鸣可以得到有效控制，所以特发性耳鸣的治疗应从针对耳鸣本身，转向重点治疗与耳鸣有关的不良心理反应及伴随症状。方法应侧重于在耳鸣咨询和声治疗基础上，使患者了解耳鸣的基本知识和自身情况，消除对耳鸣的畏惧心理，树立对治疗效果的信心，这将对治疗的依从性起到积极作用，从而使耳鸣向着逐渐缓解的方向发展，进而达到部分和完全适应。此时尽管耳鸣仍然存在甚至没有变化，但其对患者的不良影响会明显减轻甚至消失，患者在很多情况下会"忽视"耳鸣的存在，从而最终取得良好的疗效。心理疏导是耳鸣咨询的内容之一，是治疗过程中的重要环节，在医疗机构中为配合耳鸣治疗而开展心理疏导是今后需要加强的重要工作。此外，耳鸣的伴随症状包括睡眠障碍、心烦、焦虑、注意力下降等，通过药物和辅助治疗手段缓解上述症状，可减轻耳鸣带来的负面效应，将有助于打断耳鸣形成和加重的恶性循环。

共识五　尽快建立一系列简洁、适用且符合我国国情的评估量表以便对耳鸣的严重程度和疗效进行评估。耳鸣的临床疗效分为治愈、显效、有效和无效，建议将治疗后患者在主观上已完全适应耳鸣，耳鸣已不再对睡眠、工作、生活等造成不良影响的病例划分到"显效"的范畴。关于耳鸣严重程度的病情评估，与会专家普遍有一种紧迫感，即目前国内需要有一个相对统一、简便、实用并能得到广泛认可的量表，这对于耳鸣临床和科研工作的开展十分重要。Feldmann 根据耳鸣的严重程度及有无伴发症状，将其分为 6 级：0 级，没有耳鸣；1 级，偶有耳鸣，但不觉得痛苦；2 级，持续耳鸣，安静时加重；3 级，在嘈杂的环境中也有持续耳鸣；4 级，持续耳鸣伴注意力及睡眠障碍；5 级，持续重度耳鸣不能工作；6 级，由于严重的耳鸣，患者有自杀倾向。该分级虽然易于操作，但比较粗略，很多信息无法体现。Newman 等提出的耳鸣残疾评估量表 （Tinnitus Handicap Inventory， THI） 是目前最常用的问卷评估方法，包含 25 个常见问题，但在临床应用中感觉比较烦琐。国际上 2006 年在德国雷根斯堡召开的第一届耳鸣会议上，学者们达成了耳鸣评估与疗效评价的共识意见，其中有关耳鸣病史的调查问卷包含 35 个项目，但该问卷也不适于国内临床使用。 国内刘蓬和李明提出了耳鸣严重程度评估量表，对耳鸣出现的环境、持续时间、对睡眠的影响、对工作的影响、对情绪的影响等 5 个方面进行评分，每项由轻到重分为 0 ～ 3 分，加上患者对耳鸣总体感受的自我评分 （0 ～ 6 分），根据以上得分的总和划分为 5 级，1 ～ 6 分为 Ⅰ 级，7 ～ 10 分为 Ⅱ 级，11 ～ 14 分为 Ⅲ 级，15 ～ 18 分为 Ⅳ 级，19 ～ 21 分 为 Ⅴ 级，对耳鸣严重程度进行量化评分。该量表简洁实用，可操作性较强，并经过了临床效度和信度的验证，具有良好的科学性和实用性，获得与会专家的基本认可，推荐在临床上使用，并在实践中逐步完善。有关耳鸣疗效的评估，专家们指出，以治愈、显效、有效和无效四个等级来划分较适用于临床。治疗后耳鸣消失称为痊愈；耳鸣严重程度降低 2 个或 2 个以上级别的"完全适应"称为显效；耳鸣程度降低 1 个级别为有效；耳鸣程度无变化为无效。建议将治疗后患者在主观上已完全适应耳鸣，耳鸣不再对患者的睡眠、工作、生活等造成不良影响的病例划分到"显效"的范畴。这将为今后在各个层面的交流及论文的撰写发表提供了参考依据。这次的专家共识会议讨论了很多关于耳鸣的模糊认识和理解上的分歧，对耳鸣的一些基本概念及诊断、治疗中的很多重要问题达成了共识，对推动国内耳鸣临床和科研工作的开展具有重要意义。当然，与会专家在一些问题还存有不同的看法，如现今的耳鸣分类是否合理，药物在耳鸣治疗中的地位，是否使用代偿性、失代偿性耳鸣或耳鸣人群（有耳鸣但不需要医疗干预一类人群）的概念，心理咨询的合法化等。应该看到，存在这些不同意见是对耳鸣认识不断深化过程中的必然现象，显示出国内越来越多的耳鼻咽喉科医师对耳鸣有了更多的关注和认识，是一种可喜的现象。专家们希望在今后的临床和科研工作中与心理、影像等其他学科合作，组织开展国内的耳鸣多中心研究，获得国人的流行病学和循证医学资料，为制订我们自己的耳鸣诊疗指南或标准奠定基础。

附录三　耳鸣临床应用指南（摘录）

贺璐　王国鹏　彭哲译　　蒋涛　龚树生　审校

1. 宗旨

为治疗耳鸣患者的临床医生提供基于循证医学证据的建议，本"指南"给临床医生提供了一个合理的框架，以便改善患者诊疗质量，减轻持续恼人耳鸣给个人及社会带来的不利影响；将讨论对耳鸣患者的评估，包括诊断试验的选择和时机，以及专科转诊以确诊可治疗的潜在病因，进而专门讨论对于持续性原发性耳鸣患者的评估和治疗，提供检测和评估耳鸣影响的指导建议和改善耳鸣相关症状及提高生活质量的最适宜干预措施。

2. "指南"目的

"指南"的目的是为临床医生诊治耳鸣提供基于循证医学的建议，其主要读者是治疗耳鸣患者的临床医生，也包括参与耳鸣诊治工作的非医学专业人士。各类医疗服务者都会参与对耳鸣患者的评估，包括初级保健医生、专科医生、诸如听力学家和心理健康专家这些非临床的健康服务专业人士。目标患者群体是有持续恼人的原发性耳鸣的成人（18 岁及以上）。

对于确诊患听力损失的患者，如梅尼埃病、突发性感音神经性聋、耳硬化症和听神经瘤患者，耳鸣通常是其恼人且严重的主诉。有确诊病因的继发性耳鸣患者不属于"指南"所涉范围，因为几乎所有的耳鸣治疗随机对照试验都将其排除在外，难以推广其试验结果。尽管如此，"指南"专家组强调有必要进行全面临床评估，以此诊断那些潜在的可以治疗且有时很严重的病变；临床医生应该根据患者个体情况，决定是否采用这些建议。"指南"也不包括搏动性耳鸣、复杂的幻听耳鸣或与精神病相关的幻听耳鸣，或癫痫相关的耳鸣患者。这是首部基于循证医学、用于评估和治疗慢性耳鸣的临床指南，为临床医生提供了一个合理框架，以改善持续恼人耳鸣患者诊疗及减轻耳鸣对个人和社会的不利影响。"指南"将讨论对耳鸣患者进行评估，包括诊断试验的选择和时机，以及专科转诊便于确诊可治疗的潜在病因，进而专门讨论对于持续性原发性耳鸣患者的评估和治疗，提供检测和评估耳鸣影响的指导建议和改善耳鸣相关症状及提高生活质量的最适宜的干预措施。在撰写过程中，"指南"专家组确定了一系列具有提升质量机会的重要主题，并将其分成三个维度讨论：评估、干预 / 管理和治疗，随后，"指南"专家组将这些主题按其重要性排序，并定为"指南"重点。

3. 卫生保健负担

（1）耳鸣对健康相关生活质量（QOL）的影响

Tyler 和 Baker 在 1983 年的调查中，首次肯定了耳鸣对生活质量造成的广泛影响。一些常见的主诉包括失眠、言语理解能力下降、抑郁、注意力下降，还有一些关于工作和家庭生活的问题。许多研究得出了相似结论，证明有恼人耳鸣的患者面临着许多困难。世界卫生组织下属的一个委员会分析了耳鸣对个体生活所造成的影响，耳鸣可以引起失眠，耳鸣残疾和听力残疾需要区分。世界卫生组织残疾分类用来对耳鸣导致的功能损害分成四个方面：①思维和情感；②听力；③睡眠；④注意力集中。当耳鸣损坏这些基础功能时，许多相应的活动也随之受到影响，从而全面影响生活质量。耳鸣的持续性常常和鉴别原发性耳鸣病因的困难并存，结果使许多患者变得抑郁，生活质量也因此受到严重影响。超过一半患者难以入眠，严重影响其注意集中力，患者变得易怒、沮丧，并遭受其他情感障碍。由于与高血压、糖尿病和动脉硬化等疾病并存，患者整体健康水平和耳鸣相关生活质量变得每况愈下。

精神问题在耳鸣患者中普遍存在，主要的抑郁症和耳鸣之间的相关性已有研究证实，耳鸣患者中有 48% ～ 60% 存在抑郁，抑郁和焦虑的程度与耳鸣严重程度相关。不过，关于抑郁和耳鸣之间关联的准确程度，我们还是所知甚少，因为抑郁可以加剧耳鸣程度，或者降低耳鸣耐受力，或者耳鸣患者更容易产生抑郁，或耳鸣可能是抑郁患者的一个独立伴随疾病。其他常见的伴随耳鸣的精神疾病包括社交和特定事物的恐惧及适应障碍。目前，六分之四的常用健康生活质量测试量表用于评价耳鸣后果，包括认知或情感维度，尽管这些量表对于疗效评估的功能尚未确定。

（2）基于循证医学证据的决策建议分类

"指南"旨在使患者通过临床治疗获得最佳康复效果、降低风险，并减少临床诊疗中不规范操作。只有当相关证据得到确认、评估和总结的支持，且所用证据与"指南"临床决策建议有明确关联时，才能说"指南"是基于循证医学证据编写的。基于循证医学的临床决策建议既能反映证据的质量，又可反映严格实施后所期望达到的效益与伤害之间的平衡。

"指南"无意取代专业判断，当然，可视为在特定医疗背景下，对医生判断的一个相对约束。"强烈推荐"表明在实际工作中，几乎不允许任何标准的偏离，而"推荐"则有一定余地；相比之下，"可选择"意味着临床实践中，医师可有更灵活处理的机会。医师在做出决策时，应考虑怎样做才能最好地为患者利益和需要服务，绝不是盲目地遵循"指南"的建议；他们必须严格遵守其职业操守范围和所受的训练来操作。"指南"代表了一组有经验的医师和方法学家，根据科学依据，提出的解决具体问题的最佳方案。为医疗健康实践建言献策需要对不同治疗方案疗效最佳性的价值评判，"指南"专家组采用的价值观是将损害、不必要和不适当的治疗降低到最小。因此，本文专家组的一个主要目的便是直接和明确地实施应用上述价值观，并将其过程完整记录下来。

4. 指南的关键临床决策建议

临床决策建议 1 教育和咨询

临床医生必须向有持续恼人耳鸣的患者提供治疗策略的教育。基于有关教育和咨询价值的研究，利大于弊：推荐。

耳鸣患者面临的困惑和问题很多，而门诊时间非常有限，因此患者教育需要掌握一定的技巧，抓住核心问题，否则难以收到预期效果。医生可以从如下方面对患者进行教育和告知（附表1）：

附表1 对恼人耳鸣患者的教育要点

耳鸣定义	耳鸣是来源于耳内或颅内的声响，是症状而不是疾病。慢性耳鸣患者通常或时常都能听到耳鸣声，而有些人的耳鸣则是断断续续的
将耳鸣和短暂耳部噪声（短暂自发性耳鸣）予以区别	短暂耳部噪声是一种突然出现的口哨声，常伴随听力下降的感觉。它是单侧发生，无规律，无任何现象可追寻其突发性。发病期常常有耳堵症状，通常持续约1分钟便消失。短暂耳部噪声又叫短暂自发性耳鸣，是正常现象

对耳鸣及伴随的听力下降的评估	耳鸣患者常抱怨听力损失是其之源。临床医生必须确定患者抱怨的听力损失有多少成分是实际存在的，有多少是有耳鸣所致。评估需要听力学检查和合适的问卷
耳鸣可以是暂时现象	强噪声暴露可引起短暂性听力阈移，同样也可引起暂时性耳鸣，一般在损伤发生后几天内，耳鸣可能缓解。反复噪声暴露将会增加永久性耳鸣的可能
药物和耳鸣	耳鸣可以由一些药物及药物的相互作用引起，这种耳鸣通常是暂时的（药物作用后持续 1～2 周），也可以是永久性的，特别是氨基糖苷类抗生素和肿瘤化疗药顺铂。虽然所需剂量很高，阿司匹林可导致暂时性耳鸣已是不争事实，其他可导致暂时性耳鸣的药物，包括非甾体抗炎药、袢利尿剂和奎因。用于治疗精神和睡眠问题的药物也可以导致或加重耳鸣
原发性耳鸣不可治愈	无论如何宣称耳鸣可以治愈，目前原发性耳鸣无法治愈，也没有经过验证能够长期抑制耳鸣的方法。不过，我们可以帮助患者减轻耳鸣所致的功能障碍，如睡眠障碍、注意障碍、听力下降、难以放松等。患者应该知道尽管耳鸣不能治愈，但他们可以学会控制自身对耳鸣的反应，从而改善生活质量。卫生保健专家应当充分理解患者的担心和恐惧。"指南"尔后将介绍基于证据的干预方法
当下的耳鸣病理生理学理论	研究表明，耳鸣是听觉中枢对听力损失代偿性适应的结果。临床观察证实了耳鸣和听力下降之间近似的普遍联系。耳鸣相关的听力下降的严重程度从轻度到极重度不等。大部分听力损失患者并没有感受到耳鸣。在耳鸣发生过程中，整个听觉通路的兴奋和抑制神经递质都发生了变化

对于需要为耳鸣患者提供帮助的各学科医生，诊疗过程中遇到的疑难问题，能够快速得到的帮助的途径，是看看世界各国同行是否也遇到类似问题，如何解决类似问题；对于耳鸣患者，也

希望有"同病相怜"的患者可以倾诉并借鉴一些应对耳鸣的经验，"耳鸣成员团体"可以满足这样的需求。附表 2 中的网站可提供所需帮助。

附表 2　专业组织机构和耳鸣患者自救小组

组织机构	联系信息（网站）	简介	出版媒体
美国耳鼻喉头颈外科学会（AAO-HNS）	www.entnet.org	最大的耳鼻喉头颈外科专业协会	AAO-HNS 简报《耳鼻喉头颈外科学杂志》
美国耳鸣协会（ATA）	www.ata.org	最大的耳鸣患者成员团体	《今日耳鸣》杂志
美国言语语言听力协会（ASHA）	www.asha.org	拥有超过 166 000 听力学家，言语病理学家和听力科学家的专业团体	《美国听力学杂志》《美国言语语言听力协会领袖》
美国听力学会（AAA）	www.audiology.org	最大的听力学家专业学会	《今日听力》《美国听力学会杂志》
听力健康基金会（HHF）	www.hearing health foundation.org	最大的私立听力学研究基金会	《听力健康杂志》
耳鸣研究发起基金会（TRI）	http://www.tinnitus research.org	位于德国的研究基金会举办全球耳鸣研究者合作会议和研讨会	《TRI 简讯》会议和研讨会论文集
全国耳聋和其他交流障碍研究所（NIDCD）	www.nidcd.nih.gov	支持和管理包括耳鸣的听觉健康研究的全国健康研究所	《NIDCD 新闻简报》《简报内讯》
英国耳鸣协会	www.tinnitus.org.uk	关于耳鸣的支持和教育英国机构举办年度会议提供研究基金	《安静》季刊
听觉过敏网站	www.hyperacusis.net	为听觉过敏者提供支持和教育	

临床决策建议 2　认知行为疗法

临床医生必须向有持续恼人耳鸣的患者推荐认知行为疗法。基于随机对照研究，利大于弊：推荐。

临床决策建议要点：

质量提高的机会：加强认识，提高使用认知疗法作为治疗有持续恼人耳鸣有效疗法的选择。

总体证据质量：基于随机对照试验的多重系统评价，属于 A 级。

证据可信级别：中等，取决于方法学和样本量。

效益：治疗抑郁和焦虑；提高生活质量，耳鸣的应对技巧，与其他耳鸣治疗方法相结合。

风险、伤害和成本：直接成本；时间成本（多种课程，每个课程需要 1～2 小时）；服务的可行性可能受到限制。

效益风险评估：效益大于伤害。

策略级别：推荐。

被耳鸣严重困扰的患者多有情绪的负性偏向，深陷消极的、悲观的思维中难以摆脱。认知行为疗法抓住患者负面思维的要点进行正面引导，帮助患者改变消极想法，附表 3 的案例可供参考。

附表 3　认知行为疗法的案例

消极想法基线	改变想法	方法
我有耳鸣，生活很糟糕	我有耳鸣，生活有时糟糕，有时却美好	识别扭曲想法：打压积极态度

续表

消极想法基线	改变想法	方法
我不会好起来了	我可能会好起来，可能不会	识别扭曲想法：预测未来
耳鸣一直在响，我没办法让它停下来	耳鸣有时没有那么响	识别扭曲想法：非此即彼想法
只要有耳鸣就不会开心的	有些人尽管有耳鸣，还是学会让自己开心起来	识别扭曲想法：关注消极想法
耳鸣使我的生活痛苦无比	我有耳鸣，有时我觉得不幸，不过不是我生活的每一分钟都如此不幸	识别扭曲想法：非此即彼想法
我简直无法忍受了	虽然我无法忍受了，但是我一直在忍受，并且能够继续忍受下去。我还可以听一些放松的音乐或去钓鱼，转移自己的注意力，或至少享受一下	识别扭曲想法：预测未来
我受不了，已经无能为力	我一直在应对耳鸣，可能做的不太好，如果接受治疗的话，我也许能学习一些应对方法。	识别扭曲想法：预测未来
我已经连躲都躲不开了，简直无能为力了	我的耳鸣整天都在响，不过音量时高时低，甚至有的时候还听不见，比如我在海滩的时候就是这样。	识别扭曲想法：非此即彼想法
耳鸣会让我发疯，甚至自杀	此刻我感到束手无策，不过耳鸣响度一直都挺大的，可我并没有自杀，也许治疗会有所帮助，不去试试怎么会知道有没有效果呢?	识别扭曲想法：灾难性想法
我现在睡不着觉，明天就不能干事，这样便无法谋生了	我是失眠了，但是很多次即使睡眠不足，我照样能够工作，睡眠不够，肯定工作效率不高，但我并不会因此被开除的，如果他们留下了某某人，我更加有信心不会被解雇。即使是在我最糟糕的一天，我的工作都比某某人要好。	识别扭曲想法：灾难性想法

临床决策建议 3　褪黑素

褪黑素是松果体分泌的一种激素，用于调节睡眠－觉醒周期，其运行机制可解释治疗耳鸣的潜在效果，包括抗氧化、清除自由基和血管调节功能。褪黑素能调节中枢神经系统，提高血流动力学，从而增强迷路灌注，降低鼓膜张肌的肌紧张。3 个随机对照试验共有 193 名受试者参与，每一个试验表明对于重度耳鸣和失眠的患者，褪黑素有着显著疗效；然而考虑到其样本量小和方法学的限制，包括最大的一个试验缺乏安慰剂对照，应当慎重解释这些结果。尽管另一个研究表明褪黑素治疗伴睡眠障碍的耳鸣患者有潜在效果，然而该项研究设计缺乏随机、盲法或安慰剂对照只有一项研究报告了褪黑素可能的不良反应，包括噩梦和疲劳。

5. 贯彻执行须知

《临床应用指南》是作为《耳鼻咽喉头颈外科学》增刊发表。"指南"全文可以通过 http：//www.entnet.org. 免费下载。另外，美国耳鼻咽喉头颈外科学会颁布的所有指南均可通过智能手机和平板电脑的《耳鼻咽喉头颈外科学》应用软件下载。在 2014 年的美国耳鼻咽喉头颈外科学会年会和耳鼻喉博览会的小型研讨会上，"指南"将会介绍给所有参会人员。美国耳鼻咽喉头颈外科学会的网站内容、宣传资料和学会刊物将及时更新，反映出给"指南"提出的建议，还将在博客上向临床医生介绍本"指南"的建议。将撰写科普版的概要，帮助非专业人士阅读"指南"中的各项建议，重点在于避免使用未经证实并有潜在危害的治疗方法。另外，我们制作了一张流程图，帮助临床医生理解耳鸣评估和治疗过程中的关键决策，同时展示符合"指南"建议的目标患者群体"指南"专家组认为临床医生中反响最大的是关于反对应用常规药物治疗和补充、替代医疗（包括膳食补充）的建议。本专家组认识到多种药物及补充替代疗法（CAM）广泛用来治疗耳鸣，但目前获得的证据并不支持这些药物治疗。有关未来药物治疗耳鸣的研究需要在试验方法上更加严格设计，尔后将详细论述。"指南"专家组也就所提出建议需要的成本和可行性展开讨论，如助听器评估、声治疗、认知行为疗法。这些治疗常常没有纳入传统的医保覆盖范围内，能评估这些治疗的专家数量有限，无法为持续性恼人耳鸣患者这个庞大群体提供治疗服务。

附录四　《欧洲耳鸣多学科指南：诊断、评估和治疗》解读（摘录）

董怡君　赵宇　任建君

2019 年 3 月在 *HNO* 线上发表的《欧洲耳鸣多学科指南：诊断、评估和治疗》（*A multidisciplinary European guideline for tinnitus：diagnostics，assessment，and treatment*）（以下简称欧洲指南）是由 TINNET [TINNET-COST Action BM1306（2014-2018）] 工作小组成员共同制定的耳鸣指南。欧洲指南主要介

绍了耳鸣的分类、产生机制、评估、治疗及患者教育，其主要的对象是成人主观性耳鸣，旨在为参与评估和治疗耳鸣的所有医务者，包括但不限于全科医生、耳鼻喉科医生、精神科医生、听力学家、精神病学家、护士、技师、基础和临床研究人员提供一个欧洲统一的耳鸣评估和治疗指南，以期通过该指南使耳鸣的临床评估和治疗更加规范、有效，从而使患者、患者家属和临床医生获益。

1. 耳鸣的分类

欧洲指南将耳鸣分为主观性和客观性耳鸣，其中依据病程长短将主观性耳鸣分为急性、亚急性和慢性耳鸣：①急性：病程＜3个月；②亚急性：3个月≤病程＜6个月；③慢性：病程≥6个月。相较而言，美国耳鸣指南在耳鸣的分类上则采用了原发性和继发性耳鸣、新近发生的耳鸣和持续性耳鸣、代偿性和失代偿性耳鸣等更为全面的分类方法。此外，欧洲指南还强调在耳鸣分类时应关注：①可能的并发症；②耳鸣的严重程度；③耳鸣的特点：耳鸣的声音性质、频率、是否具有搏动性等。

2. 耳鸣的评估

耳鸣的评估包括病史采集、体格检查、听力相关检查、影像学检查及评估耳鸣带来的危害等各个方面。其中，欧洲指南建议应对患者进行全面的耳鼻喉相关检查，尤其是耳内镜，以排除可能导致耳鸣的客观原因，如排除耳垢、鼓膜破裂、中耳炎等。此外，对于罕见的耳鸣病因（如腭肌阵挛、颞下颌关节紊乱等）

也应予以考虑。

　　欧洲指南中提出了六种常用的耳鸣健康相关生活质量评分：①耳鸣残疾评估量表（The Tinnitus Handicap Inventory，THI）：用于评估耳鸣对日常生活的影响；②耳鸣量表（The Tinnitus Questionaire，TQ）：包含情绪障碍、认知障碍、干扰性、听觉和知觉障碍、睡眠障碍和耳鸣引起的躯体不适共六个方面的评估；③耳鸣反应量表（The Tinnitus Reaction Questionnaire，TRQ）：用于评估耳鸣造成的痛苦程度，共包含四个亚量表；④耳鸣严重度指数（The Tinnitus Severity Index，TSI）：用以衡量耳鸣对患者生活的负面影响程度及患者对耳鸣的感知程度，其中有两项专门用于评估耳鸣对日常生活的干扰程度；⑤耳鸣残疾问卷量表（The Tinnutus Handicap Questionnaire，THQ）：旨在评估患者因耳鸣造成的残疾程度，主要包含三个方面：身体健康／情绪状态／社会价值、听力和交际能力、个人对耳鸣的看法；⑥耳鸣严重程度问卷量表（The Tinnutus Severity Questionnaire，TSQ）：是一个简短、统一的测量方法，其中有两项专门针对耳鸣干扰，一项关于睡眠习惯，一项关于注意力障碍；⑦耳鸣功能指数（Tinnitus Functional Index，TFI）：是衡量耳鸣严重程度和负面影响的一种新指标，既可作为诊断工具，也可用于评估疗效。欧洲指南强调一旦耳鸣患者出现身心症状时，应至少评估一项与耳鸣相关的量表，如 TQ 或 THI。欧洲指南推荐的耳鸣评估具体流程（附图 1）。

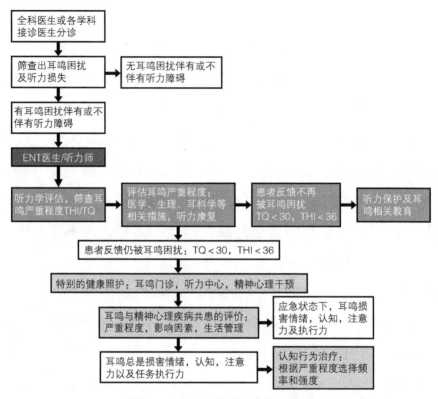

附图 1 欧洲指南推荐的耳鸣评估流程

3. 耳鸣的治疗

欧洲指南中通过对既往文献汇总分析后共提出了 8 项治疗措施，并根据证据等级对每项治疗措施给出了合理的建议，建议等级说明如下：①强烈推荐：根据既往研究，此治疗措施对患者的影响利大于弊；②强烈反对：根据既往研究，此治疗措施后对患者的影响弊大于利；③弱推荐：根据既往研究，此治疗措施对患者的影响可能是利大于弊；④弱反对：根据既往研究，此治疗措施对患者的影响可能是弊大于利；⑤无法建议：根据既往研究，由于现有证据等级较低，暂无法对该治疗措施做出建议。

3.1 药物治疗（推荐等级：弱反对）：目前有很多药物被用于耳鸣的治疗（如可的松、各种抗心律失常药、抗痛风药、抗焦虑药、谷氨酸受体拮抗剂、抗抑郁药、肌肉再松弛剂等），但实际上美国食品药品监督管理局（FDA）尚未批准任何治疗耳鸣的药物。欧洲耳鸣指南基于多个系统评价和随机对照试验进行了回顾分析，认为目前没有高质量证据表明药物治疗对耳鸣具有特别的疗效，但有证据表明药物治疗可能存在潜在的不良反应。故而对于慢性耳鸣及不伴听力损失的急性耳鸣，一般不推荐给予药物治疗，但如果患者合并相关的精神疾病（如焦虑症、抑郁症等），则可以给予相应的药物进行针对性治疗。在我国，普遍认可药物治疗耳鸣的有效性未经证实，但也有部分学者发现易怒、压抑、失眠的患者在经过药物治疗后，其耳鸣的症状也有明显改善，故推测药物治疗耳鸣存在较高的临床价值。

3.2 听力损失干预治疗：听力下降是最常见的慢性病及导致残疾的原因之一。总的来说，听力下降严重影响了人体健康，有研究表明听力损失可能会造成患者体能和精神活动减少及产生二次社会隔离等危害，从而增加了认知能力下降 / 痴呆、精神疾病和抑郁的发病率。既往研究证实耳鸣与听力下降有密切相关性，不过听力损失程度与耳鸣的严重程度并没有线性关系。在欧洲耳鸣指南中，共探讨了两种方法可缓解听力下降患者的耳鸣症状，即人工耳蜗植入和助听器的佩戴。

3.2.1 人工耳蜗植入［推荐等级：（耳鸣）无法建议；（耳聋）推荐］：尽管植入人工耳蜗的患者有限，但目前仍有部分研究表明人工耳蜗的植入可能对耳鸣的治疗是有益的，但因证据力度不足，欧洲指南认为仍需要进一步更大规模的研究来证实该结论。

3.2.2 佩戴助听器（推荐等级：弱推荐）：欧洲指南建议听力下降且伴有耳鸣的患者佩戴助听器，同时认为耳鸣可以作为评估是否佩戴助听器的一个因素，但不推荐不伴有听力损失的耳鸣患者佩戴助听器。

3.3 神经刺激治疗：神经刺激治疗是使用电磁、电或声刺激来改变产生耳鸣的神经纤维，从而缓解耳鸣症状的疗法，包括侵入性和非侵入性。其中，非侵入性治疗包括经颅电刺激、迷走神经刺激（经皮）、重复经颅磁刺激（repetitive transcranial magnetic stimulation，rTMS）和听觉协调复位神经调节。侵入性治疗包括迷走神经刺激（植入式装置）、大脑皮层刺激和深部脑刺激。

3.3.1 迷走神经刺激（推荐等级：无法建议）：迷走神经刺激是治疗耳鸣的一种新手段，该疗法可通过刺激胆碱能基底核来改变大脑皮层活动状态。由于目前关于该治疗方式的安全性和有效性的研究证据不足，欧洲耳鸣指南暂不对此疗法做出建议，医师在做决策时可个体化选择。

3.4 认知行为疗法（推荐等级：强烈推荐）：认知行为疗法（cognitive behavioural therapy，CBT）是一种具有综合性和实用

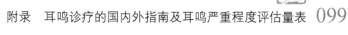

性的治疗方法，其目的是通过改变患者对待疾病或症状的行为反应和信念，缓解症状并促进最终痊愈。目前，耳鸣的认知行为疗法（CBT for tinnitus，CBT4T）已经在临床上应用了几十年，其在缓解耳鸣症状、减少耳鸣相关并发症、提高耳鸣患者生活质量等方面的有效性已经得到了公认。CBT4T 通常由几个方面共同组成，包括但不限于教育、咨询、正念减压法、放松、听力康复。目前，CBT4T 是唯一具备高质量临床试验支持的耳鸣治疗措施。其中，各种不同方式的 CBT4T 疗效具有一定的差异，如自主式 CBT（基于网络或其他方式）相比于被动式能更有效地缓解耳鸣症状，而与主动面对面式 CBT 相比则疗效更差。

　　欧洲指南的提出对全欧洲耳鸣相关医务人员的临床工作具有极大的指导意义，也能在一定程度上指导我国医务人员评估和治疗耳鸣患者。但由于耳鸣是一种原因复杂且治疗方式多而杂的疾病，所以在实际诊疗过程中极需要医务人员在指南的基础上针对不同个体进行灵活处理。此外，在欧洲指南中，仍有许多不确定的评估、治疗措施，期待未来国内外的耳鸣研究能在耳鸣的分类、药物治疗、神经刺激治疗、耳鸣习服疗法等方面做出更多更高质量的研究，从而为未来耳鸣的评估和治疗提供更准确、更合理的方案。

附录五　耳鸣残障量表

姓名：　　　　　联系地址及电话：　　　　　　　　填写时间：

医院名称：

填写说明：填写此量表的目的是为了确定耳鸣对您的影响程度。

请对所提问题选择"是""否"，或"有时"。

功能 1）您是否因为耳鸣而难以集中注意力？

　　　　　　　　　　　　　　　　　是□　否□　有时□

功能 2）您是否因为耳鸣声过响而难以听清别人说话？

　　　　　　　　　　　　　　　　　是□　否□　有时□

情绪 3）您是否因为耳鸣而生气？　　是□　否□　有时□

功能 4）您是否因为耳鸣而感到困惑？　是□　否□　有时□

灾难 5）您是否因为耳鸣而感到绝望？　是□　否□　有时□

情绪 6）您是否因为耳鸣而经常抱怨？　是□　否□　有时□

功能 7）您是否因为耳鸣而在夜间难以入睡？

　　　　　　　　　　　　　　　　　是□　否□　有时□

灾难 8）您是否感觉您可能无法摆脱耳鸣？　是□　否□　有时□

功能 9）耳鸣是否妨碍您参与社交活动（如参加宴会或去

　　　电影院）？　　　　　　　　是□　否□　有时□

情绪 10）您是否因为耳鸣而感觉自己很失败？

　　　　　　　　　　　　　　　　　是□　否□　有时□

灾难 11）您是否因为耳鸣而担心自己患了很可怕的疾病？

　　　　　　　　　　　　　　　　　是□　否□　有时□

功能 12）耳鸣是否使您难以享受生活？

是□　否□　有时□

功能 13）耳鸣是否妨碍您的工作或家务？　是□　否□　有时□

功能 14）因为耳鸣，您是否发现自己变得急躁、易怒？

是□　否□　有时□

功能 15）您是否因为耳鸣而感觉阅读困难？

是□　否□　有时□

情绪 16）耳鸣是否让您感到心烦？　　是□　否□　有时□

情绪 17）您是否感到耳鸣使您的人际关系（与家庭成员及

与朋友的关系）变得紧张？　是□　否□　有时□

功能 18）您是否发现您很难将注意力从耳鸣转移到其他

事情上来？　　　　　　　　是□　否□　有时□

灾难 19）您是否感到自己无法控制耳鸣？　是□　否□　有时□

功能 20）耳鸣是否经常让您感到疲劳？　是□　否□　有时□

情绪 21）您是否因为耳鸣而感到沮丧？　是□　否□　有时□

情绪 22）您是否因为耳鸣而感到担忧？　是□　否□　有时□

灾难 23）您是否认为自己无法解决耳鸣的问题？

是□　否□　有时□

功能 24）当您承受压力时，耳鸣会加重吗？

是□　否□　有时□

情绪 25）耳鸣是否让您感觉到不安全？　是□　否□　有时□

参考文献

1. CIMA R F F，MAZUREK B，HAIDER M，et al. A multidisciplinary European guideline for tinnitus：diagnostics，assessment，and reatment.HNO，2019，67（Suppl1）：S10-S42.

2. 曾祥丽.耳鸣的药物治疗.中国中西医结合耳鼻咽喉科杂志，2020，28（5）：335-374.

3. 曾祥丽，招柏明，张殊琪，等.经皮迷走神经刺激术治疗慢性耳鸣的初步研究.中华耳科学杂志，2016，14（2）：163-166.

4. MCFERRAN D J，STOCKDALE D，HOLME R，et al.Why Is There No Cure for Tinnitus.Frontiers in Neuroscience，2019，13：802.

5. SCHECKLMANN M，PREGLER M，KREUZE P M，et al. Psychophysiological associations between chronic tinnitus and sleep：a cross validation of tinnitus and insomnia questionnaires.BioMed Research International，2015：1-6.

6. LANDGREBE M，LANGGUTH B.Tinnitus and psychiatric co-morbidity. Textbook of tinnitus.New York，Springer，2012.

7. 胡思帆，刘媛，孙洪强.老年人昼夜节律失调性睡眠—觉醒障碍研究进展.世界睡眠医学杂志，2017，4（1）：41-46.

8. 侯博宇，范鹰.睡眠障碍与常见神经系统疾病的关系.中国老年心血管病杂志，2020，22（3）：329-331.

9. 中华医学会神经病学分会睡眠障碍学组.中国成人失眠诊断与治疗指南(2017版).中华神经科杂志，2018，51（5）：324-335.

10. 贾若，刘博，成蕾，等.耳鸣患者睡眠质量的临床分析.临床耳鼻咽喉头颈外科杂志，2019，33（10）：961-965.

11. 高和.《国际睡眠障碍分类》（第三版）慢性失眠障碍的诊断标准.世界睡眠医学杂志，2018，5（5）：555-557.

12. SHORE S E，ROBERTS L E，LANGGUTH B.Maladaptive plasticity in tinnitus-triggers，mechanisms and treatment.Nat Rev Neurol，2016，12（3）：150-160.

13. WALLHÄUSSER-FRANKE E，SCHREDL M，DELB W.Tinnitus and insomnia：is hyperarousal the common denominator?Sleep Medicine Reviews，2013，17（1）：65-74.

14. 曾祥丽.主观性耳鸣的药物治疗.听力学及言语疾病杂志，2015，23（3）：217-219.

15. 石勇兵.小剂量安定类药物治疗慢性耳鸣的安全性.听力学及言语疾病杂志，2013，21（6）：563-565.

16. SHORE S E，WU C. Mechanisms of noise- induced tinnitus：insights from cellular studies. Neuron，2019，103（1）：8-20.

17. 夏聪聪，耿立国，孙国仁 . 大学生睡眠质量与人格特质相关性调查研究 . 中国健康教育，2015，31（1）：20-23.

18. 袁洁，刘斯漫，张涛，等 . 大学生人格特征及社会适应与睡眠障碍的关系 . 中国健康心理学杂志，2015（6）：942-945.

19. DELL'OSSO B，LADER M . Do benzodiazepines still deserve a major role in the treatment of psychiatric disorders? A critical reappraisal . Eur Psychiatry，2013，28（1）：7-20.

20. MCCABE S E，WEST B T，TETER C J，et al . Trends in medical use，diversion，and nonmedical use of prescription medications among college students from 2003 to 2013：connecting the dots.Addict Behav，2014，39（7）：1176 -1182.

21. HASLER B P，SMITH L J，COUSINS J C，et al . Circadian rhythms，sleep，and substance abuse . Sleep Med Rev，2012，16（1）：67-81.

22. TUNKEL D E，BAUER C A，SUN G H，et al. Clinical practice guideline: tinnitus. Otolaryngol Head Neck Surg，2014，151（2 Suppl）：S1-S40.

23. 刘宇清，刘蓬，李刚，等 . 耳鸣评价量表（TEQ）的耳鸣疗效评定新标准探索 . 中华耳科学杂志，2020，18（1）：180-184.

24. 刘蓬，郑芸 . 耳鸣评价量表的临床应用 . 中国听力语言康复科学杂志，2018，16（6）：411-414.

25. 段莹，孙书臣 . 睡眠障碍的常用评估量表 . 世界睡眠医学杂志，2016，3（4）：201-203.

26. 李艳艳，谢军，李芳 . 耳鸣患者合并睡眠障碍的临床特征分析 . 中国医药文摘耳鼻咽喉科学，2017，32（3）：117-121.

27. BESTEHER B，GASER C，IVANSIC D，et al.Chronic tinnitus and the limbic system：Reappraising brain structural effects of distress and affective symptoms.Neuro Image Clinical，2019，24：101976.

28. TRAUER J M，QIAN M Y，DOYLE J S，et al. Cognitive behavioral therapy for chronic insomnia：a systematic review and meta-analysis. Ann Intern Med，2015，163（3）：191-204.

29. HUHN M，TARDY M，SPINELI L M，et al. Efficacy of pharmacotherapy and psychotherapy for adult psychiatric disorders：a systematic overview of metaanalyses. JAMA Psychiatry，2014，71（6）：706-715.

30. 赵雅娟，符浩，王勇．网络化认知行为治疗在睡眠障碍中的应用．上海交通大学学报（医学版），2018，38（5）：556-560.

31. 杨璐璐，康尹之，张菀凌，等．网络化认知行为治疗在失眠障碍中的应用和研究进展．南方医科大学学报，2020，40（1）：142-146.

32. 美国耳鼻咽喉头颈外科学会．耳鸣临床应用指南．贺璐，王国鹏，彭哲，等译．听力学及言语疾病杂志，2015，23（2）：116-139.

33. ZENNER H P，DELB W，KRÖNER-HERWIG B，et al. A multidisciplinary systematic review of the treatment for chronic idiopathic tinnitus. Eur Arch Otorhinolaryngol，2017，274(5):2079-2091.

34. 冯天赐，杨海弟，高敏倩，等．音乐联合认知行为疗法治疗主观性耳鸣及脑电图变化．中国耳鼻咽喉头颈外科，2019，26（1）：25-30.

35. 杨海弟，张心苑，熊浩，等．音乐联合认知行为疗法治疗耳鸣的疗效及多因素回归分析．中国耳鼻咽喉头颈外科，2018，25（10）：533-537.

36. OGAWAK，SATO H，TAKAHASHI M，et al. Clinical practice guidelines for diagnosis and treatment of chronic tinnitus in Japan.Auris Nasus Larynx，2020，47（1）：1-6.

37. HOWLAND R H. Vagus nerve stimulation. Curr Behav Neurosci Rep，2014，1（2）：64-73.

38. 曾祥丽，岑锦添，黎志成，等 . 可自我调控的肌源性耳鸣一例 . 听力学及言语疾病杂志，2013，6（21）：569-570.

39. 郭英，谭秋红，黄丽 . 卡马西平致药物超敏反应 2 例与文献复习 . 安徽医药 . 2020，24（4）：842-845.

40. 谭健，武衡，王伊琳，等 . 奥卡西平治疗癫痫的临床疗效及安全性 . 临床合理用药，2020，13（9）：64-66.

41. 王洪田，李明，刘蓬，等 . 耳鸣的诊断和治疗指南（建议案）. 中华耳科学杂志，2009，7（3）：185.

42. 中华耳鼻咽喉头颈外科杂志编辑委员会耳科专业组 .2012 耳鸣专家共识及解读 . 中华耳鼻咽喉头颈外科杂志，2012，47（9）：708-712.

43. 贺璐，王国鹏，彭哲 . 耳鸣临床应用指南 . 听力学及言语疾病杂志，2015，23（2）：116-139.

44. 董怡君，赵宇，任建君 .《欧洲耳鸣多学科指南：诊断、评估和治疗》解读 . 四川医学，2020，41（1）：6-9.

出版者后记
Postscript

　　科学技术文献出版社自 1973 年成立即开始出版医学图书，40 余年来，医学图书的内容和出版形式都发生了很大变化，这些无一不与医学的发展和进步相关。《中国医学临床百家》从 2016 年策划至今，感谢 600 余位权威专家对每本书、每个细节的精雕细琢，现已出版作品近百种。2018 年，丛书全面展开学科总主编制，由各个学科权威专家指导本学科相关出版工作，我们以饱满的热情迎来了《中国医学临床百家》丛书各个分卷的诞生，也期待着《中国医学临床百家》丛书的出版工作更加科学与规范。

　　近几年，中国的临床医学有了很大的发展，在国际医学领域也开始崭露头角。以北京天坛医院牵头的 CHANCE 研究成果改写美国脑血管病二级预防指南为标志，中国一批临床专家的科研成果正在走向世界。但是，这些权威临床专家的科研成果多数首先发表在国外期刊上，之后才在国内期刊、会议中展现。如果出版专著，又为多人合著，专家个人的观点和成果精华被稀释。为改变这种零落的展现方式，作为科技部主管的唯一一家出版机构，我们有责任为中国的临床医生提供一个系统展示临床研究成果的舞台。为此，我们策划出版了这套高端医学专著——《中国医学临床百家》丛书。

"百家"既指临床各学科的权威专家，也取百家争鸣之义。

丛书中每一本书阐述一种疾病的最新研究成果及专家观点，按年度持续出版，强调医学知识的权威性和时效性，以期细致、连续、全面展示我国临床医学的发展历程。与其他医学专著相比，本丛书具有出版周期短、持续性强、主题突出、内容精练、阅读体验佳等特点。在图书出版的同时，同步通过万方数据库等互联网平台进入全国的医院，让各级临床医师和医学科研人员通过数据库检索到专家观点，并能迅速在临床实践中得以应用。

在与作者沟通过程中，他们对丛书出版的高度认可给了我们坚定的信心。北京协和医院邱贵兴院士说"这个项目是出版界的创新……项目持续开展下去，对促进中国临床学科的发展能起到很大作用"。中国工程院院士孙颖浩表示"我鼓励我国的泌尿外科医生把自己的创新成果和宝贵的经验传播给国内同行，我期待本丛书的出版"；北京大学第一医院霍勇教授认为"百家丛书很有意义"。我们感谢这么多临床专家积极参与本丛书的写作，他们在深夜里的奋笔，感动着我们，鼓舞着我们，这是对本丛书的巨大支持，也是对我们出版工作的肯定，我们由衷地感谢作者的支持与付出！

在传统媒体与新兴媒体相融合的今天，打造好这套在互联网时代出版与传播的高端医学专著，为临床科研成果的快速转化服务，为中国临床医学的创新及临床医师诊疗水平的提升服务，我们一直在努力！

科学技术文献出版社

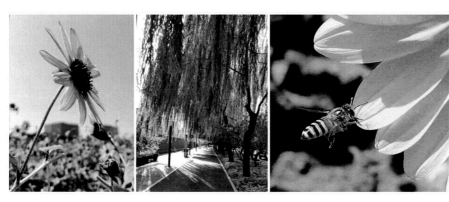

彩插1　灿烂阳光，蜂飞蝶舞，是暗示"日出而作，活力满满"的授时因子
（图片来自卢洁贞女士的摄影作品）

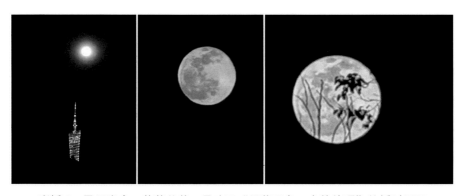

彩插2　星月当空，茉莉芬芳，是暗示"日落而息，安静休眠"的授时因子
（图片来自卢洁贞女士的摄影作品）

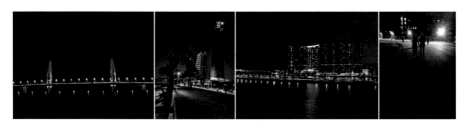

彩插3　都市夜色迷人，"夜深了我还不想睡……"
（图片来自卢洁贞女士的摄影作品）